Glücklich und fit mit

YOGA

Basiswissen
und **40** Asanas

Hinweis
Dieses Buch wurde nach dem aktuellen Wissensstand sorgfältig erarbeitet. Dennoch erfolgen alle Angaben ohne Gewähr. Verlag und Autoren haften nicht für eventuelle Nachteile oder Schäden, die aus den im Buch oder im Praxisteil gegebenen Hinweisen resultieren.
Die in diesem Buch und in den Übungen enthaltenen Ratschläge ersetzen nicht die Untersuchung und Betreuung durch einen Arzt. Vor Durchführung einer Selbstbehandlung sollte ein Arzt konsultiert werden, insbesondere wenn Sie an gesundheitlichen Beschwerden leiden, regelmäßig Medikamente zu sich nehmen oder schwanger sind.

Bildnachweis

Fotolia.com: S. 70, 183 (© Kzenon); 187 (© Yvonne Bogdanski)

Mike Harter: S. 23, 29, 42 f., 45, 51, 59, 61, 63 f., 66-69, 72-78, 80 f., 83 f., 86-90, 92, 95, 98, 101, 103 f., 106, 109, 111, 113, 116, 118, 121, 124-126, 128, 134, 137 f., 144, 147, 153, 159 f., 166, 172, 174, 177, 179, 190 f., 193 f., 197, 200

Shutterstock.com: S. 32 (© Ivonne Wierinck); 39 (© Kodda); 48 (© Artur Bogacki); 57 (© Peter Salontos); 129 (© Apollofoto); 141 (© Kristian Sekulic); 142 (© Sean Nel); 149 (© Darren Green); 156 (© iofoto); 162 (© Lev Dolgachov); 168 (© Dimitrije Paunovic); 170 (© alkaline); 186 (© Kristian Sekulic); 198 (© Andrejs Pidjass); 202 (© Lev Dolgachov); 207 (© Sean Nel)

Thema media: S. 11, 20

Prof. Dr. Peter Thiele: S. 5, 18

Eberhard Thiem: S. 15

INHALT

EINFÜHRUNG

Yoga, diese über 5000 Jahre alte, aus Indien stammende Lehre vom Leben, erfreut sich immer größerer Beliebtheit. Die Zahl von Yoga-Kursen und -Workshops steigt ebenso wie die der Angebote für Wellness-Yoga-Urlaube. Die Frage stellt sich, warum immer mehr Menschen den Weg zu Yoga finden.

Es ist der Wunsch nach körperlicher Betätigung, die verbunden ist mit der Entspannung für Körper, Geist und Seele, und es ist die Sehnsucht, in dieser rastlosen Zeit wieder frei atmen zu können und zu sich selbst zu finden. Auch die Erkenntnis, dass viele Gesundheitsstörungen psychosomatischer Natur sind, und das Wissen, dass eine gesunde Psyche die Grundlage unseres Wohlbefindens ist, führt zu Yoga. Yoga bedeutet Verbindung, die Einheit von Körper, Geist und Seele. Eine Einheit, die im Alltag häufig durch äußere Einflüsse gestört wird. Yoga zählt zu den besten Techniken, körperliche und seelische Verspannungen zu lösen und dadurch Ruhe und Gelassenheit zu erfahren.

Durch das Lösen der Verspannungen ist es uns auch möglich, den täglichen Stress abzubauen und wieder ins Gleichgewicht zu kommen. Yoga besteht aus harmonischen Bewegungsabläufen, verbunden mit fließender Atemführung, die sich positiv auf unser Körperempfinden und unsere Stimmung auswirken.

Yoga hat keineswegs etwas mit Akrobatik zu tun, und sein Ziel ist es auch nicht, kompliziertestе Körperhaltungen einnehmen zu können. Es gibt für jeden Menschen individuell geeignete Asanas (Yoga-Haltungen): Angefangen von Kindern, Jugendlichen und Erwachsenen bis hin zu Senioren und Kranken – jeder findet die seinen Möglichkeiten entsprechenden Asanas.

Der Lotos –
Sinnbild der Spiritualität

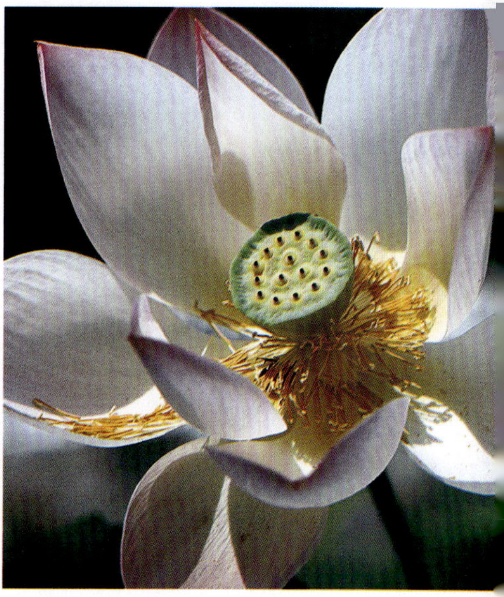

In diesem Buch erfahren Sie alles Wissenswerte über Yoga und dessen Ausübung und Sie erhalten wertvolle Hinweise über die Wirkungsweisen der Asanas. Mit den vorgestellten Übungen im Praxisteil können Sie Ihr individuelles Yoga-Training zusammenstellen.

WAS IST YOGA?

Yoga ist die jahrtausendealte indische Lehre vom Leben, die auf Erfahrungen beruht. Der Begriff Yoga stammt aus dem Sanskrit, der heiligen Sprache der Hindus und der bis heute verwendeten Hochsprache Indiens. Yoga, dessen Wortstamm von jui, Joch abgeleitet ist, bedeutet Verbindung und Vereinigung, die Einswerdung von Körper, Geist und Seele. Rishis, indische Heilige und Seher aus dem Tal des Indus, beobachteten die Natur und entwickelten hieraus Körperhaltungen und Bewegungsabläufe, die es dem Menschen ermöglichten, ein Gleichgewicht zwischen Körper, Seele und Geist herzustellen und somit zur persönlichen Einheit zu gelangen. Yoga wurde bereits vor mehr als 4000 Jahren in Indien praktiziert. Etwa 1200 v. Chr. wurde es durch Sufis, freidenkende Mystiker, in vielen Ländern des Fernen Ostens verbreitet. In der westlichen Welt wurde das Interesse an Yoga zu Beginn des 19. Jahrhunderts geweckt, als die ersten Übersetzungen alter indischer Texte von westlichen Gelehrten angefertigt wurden. Ende des 19. Jahrhunderts hielt Yoga dann endgültig Einzug in den Westen. Zunächst durch die zahlreichen Reisen und Vorträge führender Yoga-

Meister und deren Publikationen, später dann durch das Interesse an asiatischen Kulturen und der Möglichkeit, diese fernen Länder problemlos zu bereisen.

Yoga wurde vor ungefähr 2500 Jahren zum ersten Mal in Schriftform niedergelegt. Um das Jahr 400 v. Chr. fasste der indische Gelehrte und Philosoph Patanjali dieses traditionelle Philosophiesystem, das in Indien auf der Basis direkter Erfahrungen entstanden war, in Form von Aphorismen zusammen. Patanjalis Werk „Yoga Sutra" ist heute der am meisten gelesene klassische Yoga-Text. Er besteht aus 195 Lehrsätzen, die als Sutren bezeichnet werden. Hier wird nicht nur das philosophisch-religiöse System des Yoga dargestellt, es finden sich zudem Aussagen über das Potenzial des menschlichen Geistes sowie über die Ursachen des Ungleichgewichtes von Körper, Geist und Seele, denen sich Lösungsansätze anschließen, wie der Mensch wieder ins Gleichgewicht gelangen kann. Aus diesen Lehrsätzen entwickelten sich im Lauf der Zeit verschiedene Yoga-Wege, die gleichberechtigt nebeneinander bestehen und jeweils einzelne Aspekte des Yoga aufgreifen. Die bekanntesten sind ***Hatha Yoga, Kundalini Yoga, Raja Yoga, Bhakti Yoga, Karma Yoga*** und ***Gyan Yoga***.

Hatha Yoga zählt zu den bekanntesten Yoga-Arten. Es ist körperorientiert und beinhaltet meist statische Körperhaltungen, Pranayama (kontrollierte Atemführung), Atemübungen und Entspannungstechniken.

Kundalini Yoga ist das Yoga des Bewusstseins und der Energielenkung. Hier besteht die Übungsabfolge meist aus dynamischen, energetisch aufeinander abgestimmten Übungen, die die Lebensenergie (Prana) erhöhen, reinigend, aktivierend und zugleich entspannend wirken.

Bei ***Raja Yoga***, auch „königlicher Weg“ genannt, geht es um die Entwicklung der Willenskraft und -energie, die unter anderem durch die Meditation auf die Chakren (Energiezentren im Körper) erreicht wird.

Karma Yoga, das Yoga des selbstlosen Handelns und Dienens, ermöglicht es, das Schicksal als Chance zu begreifen. Blockaden, die durch egoistisches Handeln entstanden sind, können mit Karma Yoga abgebaut werden.

Bhakti Yoga ist das Yoga der Hingabe zu Gott. Ziel ist das Einswerden mit Schöpfung und Schöpfer.

Gyan Yoga, das Yoga des Wissens und der Unterscheidung, strebt danach, hinter dem Zeitlichen das Universelle zu entdecken.

Die Kunst des Yoga ist demnach das älteste uns überlieferte ganzheitliche Übungssystem zur Entspannung, Vitalisierung und Energetisierung von Körper, Geist und Seele. Die Essenz des Yoga ist die Verwirklichung unseres wahren Selbst, um es in den Zustand des reinen Bewusstseins, der Erleuchtung (Samadhi) zu führen, dem höchsten Ziel des Yoga. Für jeden Anfänger des Yoga mag dies in weiter Ferne liegen, doch ist hier zunächst der Weg das Ziel, und es geht primär darum, den Stress und die Anspannung, die uns in unserem Alltag häufig überfordern und uns aus dem Gleichgewicht bringen, aufzulösen.

Yoga besteht zunächst aus drei Hauptbestandteilen: den ***Asanas*** (Körperhaltungen), ***Pranayama***, der bewussten Führung des Atems, und der ***Tiefenentspannung***.

Asanas sorgen für geschmeidige Muskeln und Gelenke, sie verbessern die Beweglichkeit der Wirbelsäule, kräftigen die inneren Organe, stärken den Kreislauf und fördern die Durchblutung.

Durch die Bewegungsabläufe lassen sich körperliche und seelische Verspannungen auflösen und innere Ruhe und Entspannung erreichen. Wichtig bei der Ausführung der Asanas ist die volle Konzentration und Aufmerksamkeit auf die jeweilige Körperhaltung. Diese Konzentration führt zur Verbindung von Körper und Geist, sie kann wie eine Meditation wirken und macht Yoga so einzigartig.

Pranayama, die bewusste Atemführung, ist ein fester, wichtiger Bestandteil des Yoga, weshalb jede Yoga-Sitzung mit Atemübungen beginnen sollte. Nur wenn wir richtig atmen, werden alle Körperzellen mit ausreichend Sauerstoff versorgt und dadurch gereinigt. Durch bewusstes Atmen können unter anderem Angst, Aufregung und Müdigkeit überwunden werden.

Die Tiefenentspannung bildet den Abschluss einer Yoga-Sitzung und führt zu tiefer Entspannung von Körper und Geist. Wir werden gelassener und ruhiger, Stresshormone werden abgebaut und innere Blockaden gelöst. Die Tiefenentspannung wirkt ausgleichend und konzentriert den Geist. Sie ist im Yoga ein aktiver Vorgang, an dem Geist und Körper gleichermaßen beteiligt sind. Da sich Anspannung und Entspannung wie zwei gegensätzliche Pole zueinander verhalten, ist die Tiefe der Entspannung abhängig davon, wie intensiv die Asanas durchgeführt wurden. Tiefe Entspannung kann demnach nur dann erfolgen, wenn die vorhergehende Anspannung entsprechend intensiv war.

Prinzipiell lassen sich acht verschiedene Aspekte des Yoga erkennen, auf die wir im folgenden Kapitel ausführlich eingehen werden. Sie bestehen aus Verhaltensregeln, Selbstdisziplin, Körperhaltung, Atemführung, Sinnesbeherrschung, Konzentration, Meditation und Erleuchtung.

Die frühen Morgenstunden, in denen unser Geist noch frei und klar ist, sind ideal für Meditation.

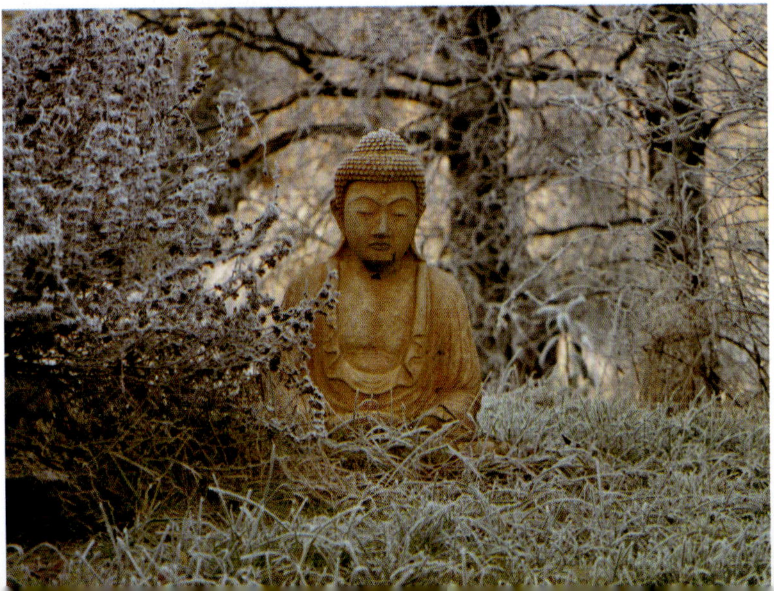

DIE ACHT WEGE DES YOGA

Die acht Wege des Yoga sind in den bekannten Yoga-Sutren des indischen Philosophen Patanjali beschrieben und bilden die Grundlage des Yoga. Nach der yogischen Philosophie sind diese verschiedenen Wege zu meistern, um Körper und Geist zu reinigen, mit sich selbst in Einklang zu kommen und schließlich zur Erleuchtung zu gelangen.

DIE ACHT WEGE DES YOGA UMFASSEN

- Verhaltensweisen gegenüber anderen (Yama)
- Verhaltensweisen gegenüber sich selbst (Niyama)
- Körperhaltung (Asana)
- Bewusste Atemführung (Pranayama)
- Beherrschung der Sinne (Pratyahara)
- Konzentration (Dharana)
- Meditation (Dhyana)
- Erleuchtung (Samadhi)

YAMA – VERHALTENSWEISEN GEGENÜBER ANDEREN

Yama beschreibt Charaktereigenschaften, die das persönliche Verhalten gegenüber der Umwelt und den Mitmenschen prägen sollten. Nächstenliebe, Mitgefühl und Rücksicht im Umgang mit anderen sind verbunden mit der Aufrichtigkeit in Worten, Taten und Gedanken. Wir sollten ohne Maske durch das Leben gehen und dies so gestalten, dass wir nicht fixiert sind auf Besitz und diesen auch niemandem neiden, stehlen oder durch ihn in irgendwelche Abhängigkeiten geraten. Dies mag in unserer konsum- und besitzorientierten Gesellschaft schwierig erscheinen, doch die Hilfe hierfür liegt im Yoga selbst, und seien es auch nur fünf Minuten täglich. Yoga, in den frühen Morgenstunden ausgeübt, in denen unser Geist noch ausgeruht und frei ist, hilft uns auf diesem Weg. Es ist ein Weg nach innen, zu unserem wahren Selbst. Wir werden nach und nach feststellen, dass sich unsere Wertvorstellungen und somit auch unser Verhalten uns selbst und der Welt gegenüber ändern.

NIYAMA – VERHALTENSWEISEN GEGENÜBER SICH SELBST

Wichtiger Bestandteil des Yoga ist die Selbstdisziplin. Sie umfasst die Reinheit in Bezug auf Körper und Geist, Zufriedenheit, das Selbststudium, Askese und Hingabe. Innere Reinheit, die Klarheit des Geistes, erfahren wir durch regelmäßige Yoga-Übungen, bewusst geführten Atem und Meditation. Wichtig dabei ist, dass wir uns nicht quälen und stets auf unser Wohlbefinden achten. Üben wir zunächst vielleicht nur fünf Minuten täglich, so werden wir aufgrund unserer Erfahrungen bald häufiger, intensiver und regelmäßig üben. Und vielleicht gewöhnen wir uns auch an die morgendliche kalte Dusche, die ebenfalls aus der Yoga-Tradition stammt. Sie gibt dem Körper nicht nur Energie und Frische und dient der Abhärtung, sie gilt auch als vorbeugende Maßnahme gegen Erkältung sowie Herz- und Kreislauferkrankungen. Um Zufriedenheit zu erlangen und gelassen in jeder Lebenssituation zu reagieren, sind Selbstreflexion und Meditation gute Hilfen. Unser Denken und Handeln einer kritischen Analyse zu unterziehen und philosophische Schriften zu studieren unterstützt uns bei diesem Prozess ebenso wie die Askese. Askese ist in diesem Zusammenhang gleichbedeutend mit einer enthaltsamen

Lebensweise. Dies schließt die bewusste Beherrschung von Körper und Geist ebenso ein wie Meditation und gesunde, ausgewogene Ernährung. Und wer schon einmal gefastet hat, weiß aus eigener Erfahrung, wie klar sich unsere Wahrnehmung nach einigen Fastentagen präsentiert. Die Hingabe scheint die schwerste aller Selbstdisziplinen zu sein. Im Yoga bedeutet dies die Hingabe an Gott, der inneren Stimme zu folgen und auf den Fluss des Lebens zu vertrauen.

Die imposanten Manushi-Buddhas von Elura im indischen Bundesstaat Maharashtra stellen jene Buddhas dar, die Siddharta Gautama, dem Gründer des Buddhismus, vorangegangen sind.

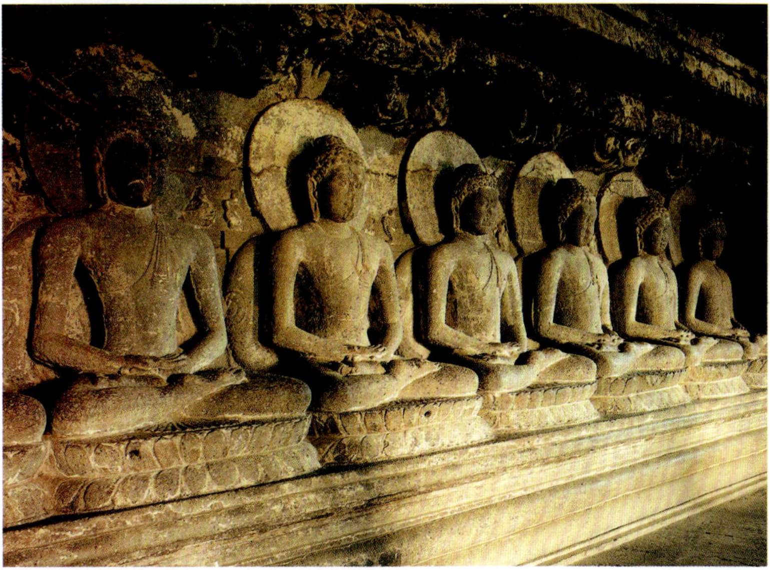

ASANA – KÖRPERHALTUNG

Es gibt mehr als 200 verschiedene Körperhaltungen. Mit den Asanas trainieren wir unsere körperliche Flexibilität, unsere Muskeln, Organe und Nerven. Wir erzielen damit Stabilität sowie die Harmonisierung von Körper und Geist. Wichtig bei allen Asanas sind deren bewusste Ausführung sowie der richtige Atem. Meist werden diese Haltungen langsam ausgeführt und sind statisch, doch es gibt auch fließende, dynamische Bewegungsabläufe. Die Wirkungen der jeweiligen Asanas sind sehr unterschiedlich, und es gibt für jede Lebenssituation die geeignete Yoga-Übung, die uns zugleich stärkt und entspannt.

PRANAYAMA – BEWUSSTE ATEMFÜHRUNG

Im Yoga werden Atemübungen praktiziert, bei denen Prana, die Lebensenergie, bewusst gelenkt wird. Yama kann in diesem Kontext mit Beherrschung, Lenkung übersetzt werden. Die Atmung wird vom Nervensystem gesteuert und ist nicht dem Willen unterworfen. Bei der bewussten Atemführung hingegen werden die Ein- und Ausatmung sowie das Halten des Atems gezielt miteinander kombiniert. Dies hat eine effektivere Atmung zur Folge, bei der sämtliche Körperzellen mit mehr Sauerstoff versorgt werden und die somit die Gesundheit unseres Körpers verbessert. Diese bewusste Atemführung erlaubt eine subtilere Wahrnehmung, führt Körper und Geist zusammen und vermittelt tiefe Entspannung. Sie ist zudem eine perfekte Meditation für den Alltag. Wie oft erleben wir, dass Stress, Angst und Sorgen uns buchstäblich den Atem rauben. Langer, tiefer Atem entspannt und zentriert. Im Yoga gibt es unterschiedliche Atemtechniken: den langen tiefen Atem, die Vollatmung, die Bauch- oder Zwerchfellatmung, die Flankenatmung und die Brustatmung. Wichtig ist vor allem die Vollatmung, auf die wir im Kapitel über den Atem näher eingehen werden. Nehmen Sie sich die Zeit, diese Atemform richtig zu erlernen, denn Sie werden die Vollatmung in jeder Lebenslage nutzen können, in der Sie einen ruhigen und langen Atem benötigen.

PRATYAHARA – BEHERRSCHUNG DER SINNE

Pratyahara, das Zurückziehen und die Beherrschung der Sinne, ist in unserer reizüberfluteten Welt eine große Herausforderung. Es geht hierbei darum, die Sinne nach innen zu lenken und sich auf das eigene Selbst zu konzentrieren. Wobei es aber auch die Reize zu bedenken gilt, die in unserem Inneren entstehen und uns ablenken. So bedeutet Pratyahara, die äußeren und die inneren Reize, auf die unsere Sinne reagieren, umzuleiten oder zu transformieren und nur das wahrzunehmen, was uns stärkt, sowie negative durch positive Gedankenmuster zu ersetzen. Hilfreich dabei ist die Konzentration auf unseren Atem und die Meditation.

Ein Ableger des indischen Bodhibaumes, unter dem Siddartha Gautama die Erleuchtung (Bodhi) erfuhr, findet sich in Anuradhapura auf Sri Lanka.

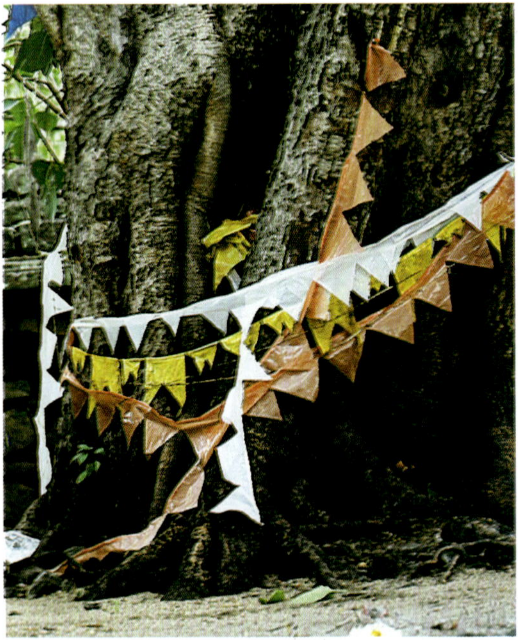

DHARANA – KONZENTRATION

Das Fixieren des Geistes auf einen Konzentrationspunkt nennt man Dharana. Voraussetzung dafür sind eine entspannte Körperhaltung, die Lenkung der Aufmerksamkeit nach innen und die Ruhe der Gedanken, die wir durch bewusste, tiefe Atmung erreichen. Der Konzentrationspunkt unterstützt uns dabei, dass unsere Gedanken nicht abschweifen. Es gibt eine Vielzahl von möglichen Konzentrationspunkten. So können wir unsere Aufmerksamkeit auf einen Gegenstand oder die Flamme einer Kerze richten. Im Yoga wird Dharana meist mit geschlossenen Augen praktiziert, wobei das sogenannte „Dritte Auge“, die Stelle zwischen den Augenbrauen, oftmals als Konzentrationspunkt dient. Halten wir unsere Aufmerksamkeit auf einen dieser Punkte, kommt der Gedankenfluss zur Ruhe.

DHYANA – MEDITATION

Meditation lässt sich am besten als eine Versenkung in das innere Selbst beschreiben. Ziel dabei ist, unsere Wahrnehmung und somit unser Bewusstsein zu erweitern und zur Selbsterkenntnis zu gelangen. Es gibt unterschiedliche Meditationstechniken, wobei der Atmung und dem Klang eines Mantras eine zentrale Rolle zukommen. Mantra lässt sich mit „Projektion des Geistes“ übersetzen. Das bekannte „Ave Maria“ ist ebenso ein Mantra wie „Om“, was so viel bedeutet wie „alles, was war, was ist und was sein wird“. Mantras werden bei der Meditation gesungen, gedacht oder gesprochen und helfen, die Aufmerksamkeit zu halten. Wenn wir die Kunst des Meditierens gemeistert haben und zur Selbsterkenntnis gelangt sind, folgt Samadhi, die Erleuchtung.

SAMADHI – ERLEUCHTUNG

Das eigentliche Ziel des Yoga ist Samadhi, die Erleuchtung. Samadhi wird beschrieben als ein Zustand tiefster Meditation, der zur vollkommenen Einheit mit der Schöpfung führt. Es ist die Erkenntnis, dass alles mit allem in Verbindung steht ohne jedwede Beurteilung oder Bewertung. Nach yogischer Tradition ist Gott, das Universelle, in allem enthalten; und wir sind eins mit Gott.

Im 19. Jahrhundert hielt die fernöstliche Lehre des Yoga über britische Kolonialverwalter erstmals Einzug in Europa. Als einer der heiligsten Orte Englands gilt Yoga-Anhängern der Hügel von Glastonbury (das „Tor“), eine uralte Pilgerstätte, die man in tiefer Meditation erwandert.

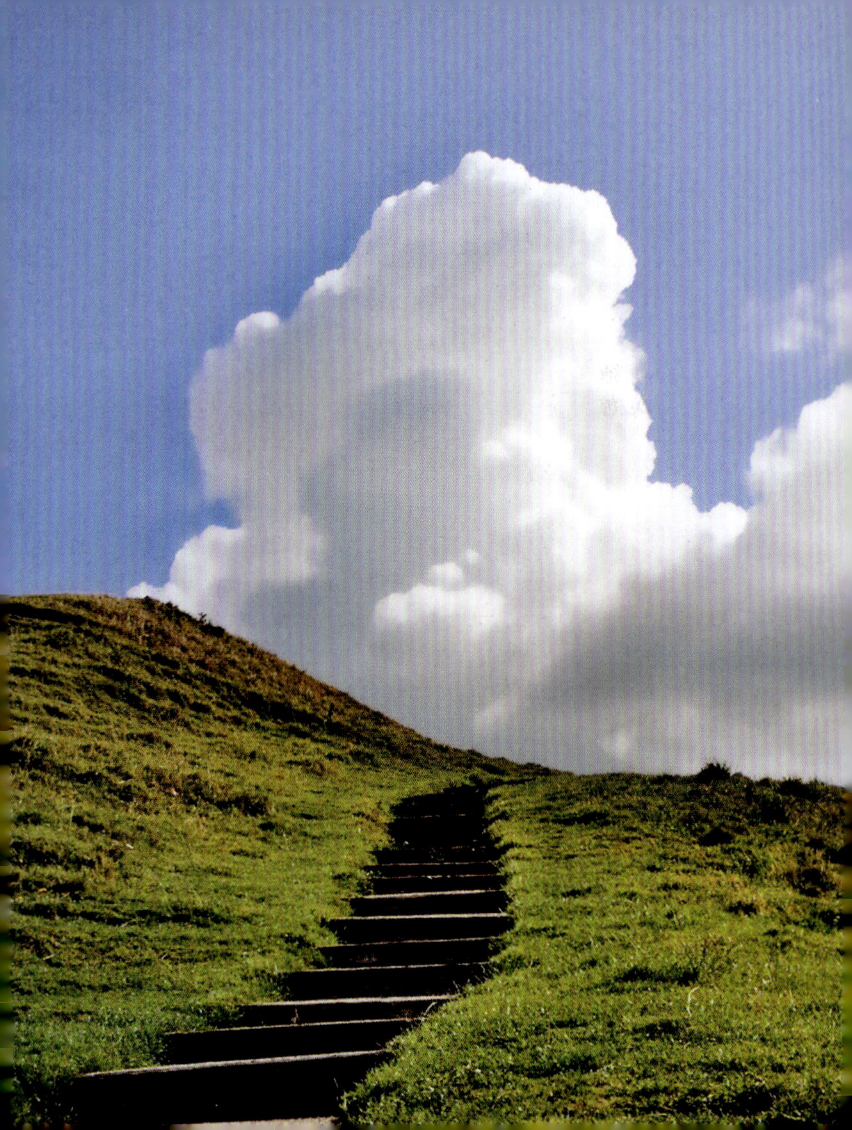

YOGA ZUR GESUNDERHALTUNG UND HEILUNG

„Der Körper ist unser irdischer Tempel", lautet ein yogisches Sprichwort. Dementsprechend sorgsam sollten wir mit unserem Körper umgehen, und Yoga unterstützt uns dabei. Mithilfe unterschiedlicher Körperhaltungen und spezieller Bewegungsabläufe, die stets verbunden sind mit bewusstem Atmen, lassen sich Beweglichkeit, Kraft und Energie bewahren und auch wiedergewinnen. Wir können auf diesem Weg Entspannung finden und somit körperliche und seelische Verspannungen lösen. Auch um Stress abzubauen und die Folgen unserer mitunter ungesunden Lebensführung auszugleichen, eignet sich kaum etwas so gut wie Yoga.

Unser Körper ist ein komplexes Energiesystem, in dem Atmung, Herzschlag und Gehirnfunktionen in einem stetigen und engen Wechselspiel miteinander stehen. Durch Yoga leiten wir einen harmonisierenden Prozess in diesem Wechselspiel ein, der keinen Teil des Körpers und ebenso wenig den Geist unberührt lässt. Denn auch geistige Blockaden können negative Auswirkungen auf unseren Körper haben. Wie oft hören wir Sätze wie: „Das geht mir an die Nieren“, „sitzt mir im Nacken“ oder „geht mir auf die Nerven“. Yoga gibt uns die Möglichkeit, Krankheit, Angst, Trauer oder Verletzungen besser zu verarbeiten, indem wir lernen, mit den Gefühlen, die daraus entstehen, umzugehen.

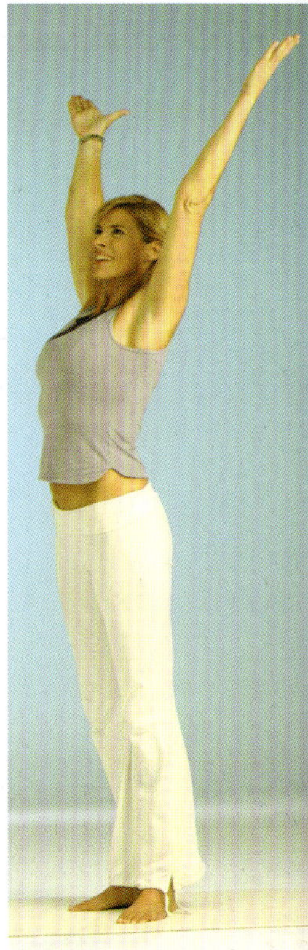

Erfahren Sie Lebensfreude und Entspannung.

KÖRPERHALTUNG

Die richtige Körperhaltung ist ein grundlegender Aspekt der Yoga-Stellungen. Eine aufrechte und gesunde Körperhaltung verleiht dem Menschen eine positive Ausstrahlung: Er wirkt größer und entspannter. Die Atmung kann bei aufrechtem Oberkörper ohne Einschränkungen fließen, und das gesamte Lungenvolumen wird genutzt. Verschiedene Asanas, die im Stehen ausgeführt werden, wie etwa der Baum, wirken speziell auf die Körperhaltung und den für eine ausgeglichene Körperhaltung so wichtigen Gleichgewichtssinn. Andere Asanas wiederum arbeiten an der Flexibilität und der Aufrichtung der Wirbelsäule. Rückenschmerzen, die durch schlechte Körperhaltung oder zu langes Sitzen verursacht werden, können mit Yoga-Übungen wie der Katze oder dem Krokodil gelindert werden.

MUSKELN

Unsere Muskeln sind wichtige Energieträger. Umso wichtiger ist es, sie zu trainieren, denn ohne regelmäßige Bewegung werden die Muskeln schwach und dünn und verlieren an Kraft. Muskeln erzeugen durch ständige Bewegung einen Energiefluss, der nicht nur die Muskeln selbst stärkt, sondern auch die tiefer liegenden Organe. Um diesen Energiefluss nachvollziehen zu können, ist das Wissen um die Meridiane sehr wichtig. Dies sind Lebensenergieströme, die in bestimmten Bahnen im Körper verlaufen. Es gibt 14 Hauptmeridiane, die jeweils mit einem Organ verbunden sind. Ist einer dieser Meridiane blockiert, fließt auch die Energie nicht in der ihr vorbestimmten Bahn. Dies kann eine Erkrankung des entsprechenden Organs zur Folge haben. Durch Yoga kräftigen wir die Muskeln und stimulieren sie; der Energiefluss wird auf diese Weise gefördert, und die Organe werden somit versorgt.

Hören Sie daher auf die Signale Ihres Körpers und kräftigen Sie schwache Muskeln, dehnen und entspannen Sie verkürzte und/oder verspannte Muskeln.

KREISLAUF, GEWEBE, LYMPHSYSTEM

Yoga ist nicht nur ein hervorragendes Kreislauftraining. Durch die unterschiedlichen Bewegungen der Yoga-Stellungen werden Muskeln bewegt, was die Position der Knochen zueinander verändert und den Druck auf die beteiligten Organe verstärkt. Dieser Vorgang ist vergleichbar mit einer inneren Massage. Sie bewirkt, dass Ablagerungen von Muskeln und Gelenken abtransportiert werden und diese wieder frei beweglich sind. Hinzu kommt, dass der Stoffwechsel angeregt wird und die Vorgänge in den Verdauungsorganen aktiviert werden. Diese innere Massage ist auch von großer Bedeutung für das Lymphsystem und die Venen. Beide sind in ihrer Funktion, Flüssigkeit abzutransportieren, abhängig vom Druck und der Bewegung von außen. Aus diesem Grund gibt es zahlreiche Übungsreihen für das Lymph- und Venensystem. Damit die Reinigungsorgane des Körpers - Haut, Lunge, Nieren und Darm - die nach den Yoga-Übungen frei gewordenen Abfallstoffe in Ruhe ausscheiden können, sollten Sie nach jedem Yoga-Set entspannen und reichlich Wasser trinken, um so die Ausscheidungsfunktion der Nieren noch zusätzlich zu unterstützen.

NERVENSYSTEM

Wir sehen uns mit immer neuen Herausforderungen konfrontiert. Körperliche oder geistige Überforderung, Zeitdruck, Erfolgszwang und Reizüberflutung gehören zu den zahlreichen Stressauslösern, die unser Leben bestimmen können. Die Folgen sind körperliche Beschwerden, angefangen von Herz-Kreislauf-Beschwerden über Magen-Darm-Erkrankungen bis hin zu Migräne, den typischen psychosomatischen Beschwerdebildern. Und auch seelische Erkrankungen wie Depressionen oder Angstzustände sind symptomatisch für diese Zeit.

Da Yoga ein ganzheitliches Übungssystem zur Entspannung und Vitalisierung von Körper, Geist und Seele ist, finden wir auch hier Hilfe. Speziell durch Meditation und Tiefenentspannung lässt sich der durch Anspannung verursachte Stress minimieren oder sogar auflösen.

Bei psychischen Erkrankungen (hierzu gehört auch Epilepsie) und/oder der Einnahme von Psychopharmaka sollte Yoga nur nach Rücksprache mit dem Arzt und unter Anleitung eines Yoga-Lehrers praktiziert werden.

YOGA FÜR DIE SCHÖNHEIT

In alten yogischen Schriften wird das Idealbild eines schönen Körpers beschrieben: Er ist nicht zu dick und nicht zu dünn, er ist kraftvoll, ohne zu muskulös zu sein, und besticht durch eine schlanke Taille und geschmeidige Gliedmaßen. Hinzu kommen die Haut mit einem strahlenden, frischen Teint und leuchtende, klare Augen.
Um dieses Ziel zu erreichen, gibt es nicht nur die vielfältigsten Körperhaltungen, es wurden auch auf Basis der damaligen Erfahrungswerte Reinigungsübungen für den Magen und Darm entworfen, die den Organismus entlasten. Hinzu kommen zahlreiche Asanas, die die Verdauung und den Stoffwechsel anregen, sodass das Innere des Körpers in Schwung und Bewegung kommt beziehungsweise bleibt. Wieder andere Übungen stärken den Rücken und begünstigen die Entwicklung kräftiger Muskeln, die dem Körper nicht nur Halt geben, sondern auch eine gesunde, aufrechte Haltung verleihen. Der Körper kommt somit zu einem ausgewogenen Gleichgewicht, und der Weg zur individuellen Körperharmonie ist bereitet.

YOGA BEI ALLTAGSBESCHWERDEN

Alltagsbeschwerden kann durch verschiedene Yoga-Übungen gezielt entgegengewirkt werden. So können Kopfschmerzen gelindert oder vermieden werden durch die Streckung und das regelmäßige Training der Wirbelsäule. Hierdurch werden sowohl der Druck auf die Halswirbel gelöst als auch die Blutzirkulation verbessert und der Blutdruck reguliert. Wichtig dabei ist zudem die regelmäßige Entspannung durch bewusst geführte Atmung in Kombination mit Meditation. Durch konstante Atemübungen werden nicht nur die Nasennebenhöhlen frei, die Atmung wird zugleich tiefer und rhythmisch, Hyperventilation und Asthma verbessern sich oder entstehen erst gar nicht. Das Herz profitiert ebenfalls von regelmäßigen Übungen und effektivem Atem, auch hierdurch werden die Blutzirkulation stimuliert und der Blutdruck gesenkt.

Die durch die Yoga-Praxis erreichte bessere Körperhaltung wirkt sich positiv auf Hüftgelenke, Knie und Fußknöchel aus, die flexibel und geschmeidig bleiben oder es wieder werden. Und auch die Tendenz zu Rückenschmerzen ist rückläufig aufgrund der größeren Flexibilität der Wirbelsäule, die wir durch häufiges Dehnen und Strecken erreichen.

Da effektives Atmen auch den gesamten Verdauungsapparat stimuliert und die Dehnung und Kräftigung der Bauchmuskulatur wie eine Massage auf die inneren Organe wirkt, verbessert sich die Verdauung. Ein positiver Nebeneffekt dabei ist, dass die Bauchmuskulatur kräftig und flach bleibt.

Durch die erhöhte Sauerstoffversorgung des Blutes und den rhythmischen Fluss der Energie entlang der Nerven verbessert sich die Konzentration, und wir erreichen Klarheit in unseren Gedanken. Bei all den positiven Auswirkungen des Yoga gilt es jedoch zu beachten, dass bei manchen Gesundheitsstörungen verschiedene Yoga-Haltungen nicht oder nur sehr vorsichtig geübt werden sollten. Bevor Sie mit Ihrem Yoga-Training beginnen, sollten Sie daher Ihren Arzt konsultieren.

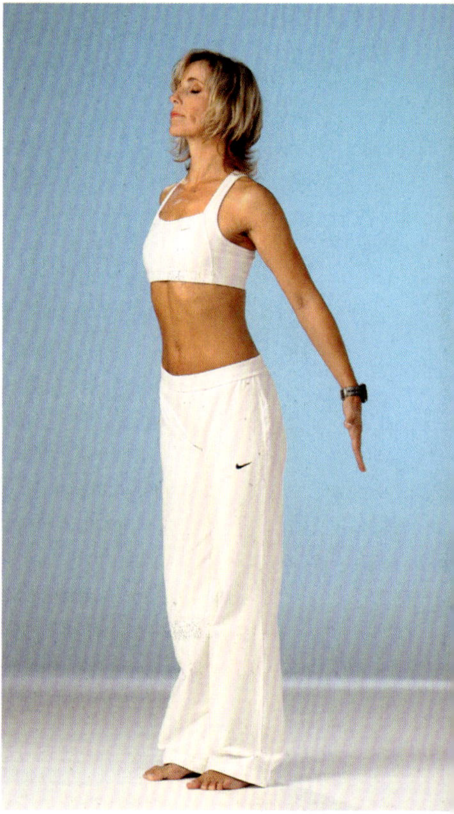

Das Öffnen des Brustkorbes während einer Yoga-Übung lässt den Atem frei fließen.

DIE RICHTIGE ERNÄHRUNGS-WEISE NACH DEN REGELN DES YOGA

Wie wir bereits beschrieben haben, gehören die richtigen Verhaltensweisen gegenüber sich selbst - Niyama - zu den acht Wegen des Yoga. Hiermit ist neben einer den Regeln des Yoga entsprechenden gemäßigten Lebensweise vor allem eine gute und gesunde Ernährung gemeint. Der bekannte Spruch „Du bist, was du isst" lässt sich also auch auf Yogis anwenden.

Die altindischen Regeln für Yogis schreiben eine ganz bestimmte Ernährungsweise mit speziellen Lebensmitteln vor, mit denen er jung und fit bleibt. Natürlich lassen sich nicht alle diese Regeln auf die westliche Lebensweise übertragen, da es teilweise bereits an den Lebensmitteln scheitert. Eine Regel jedoch ist für westliche wie indische Yogis gleich - nur mit einer gesunden Ernährungsweise kann der Praktizierende auch die gewünschten Erfolge für Körper und Geist erzielen, nämlich mit Yoga und Ernährung das körperlich-seelische Gleichgewicht.

GESUNDE ERNÄHRUNG

Eine gesunde Ernährung beruht vor allem auf drei Säulen:

1. naturbelassene Nahrungsmittel
2. langsam und nicht zu heiß essen
3. mäßig essen.

Folgende Empfehlungen für eine gesunde Ernährung können problemlos angewendet werden – sowohl von Yoga-Praktizierenden wie von allen anderen Menschen, die sich gesund ernähren wollen.

1. Durch die Nahrung nehmen wir lebenswichtige Nährstoffe zu uns, die der Körper braucht, um seine Vitalität zu erhalten, seine Widerstandskräfte aufrechtzuerhalten und geistig fit zu bleiben. Denaturierte Nahrung enthält meist viele zusätzliche Stoffe wie Geschmacksverstärker, Konservierungsmittel u. Ä., die den Organismus belasten. Durch spezielle Behandlungen werden Vitamine und Mineralien zerstört, der Körper bekommt nicht genügend Nährstoffe. Als Folge davon ist man müde, erschöpft, unkonzentriert, und oft isst man auch mehr, als man braucht. Das führt zu Übergewicht.

2. Vermeiden Sie zu schnelles Essen. Kauen Sie langsam und sorgfältig, jeder Bissen sollte im Mund bereits zerkleinert und mit Speichel durchsetzt werden. Die „richtigen“ Yogis legen nach jedem Bissen das Besteck zur Seite, schließen die Augen und konzentrieren sich auf das Kauen.

Wenn Sie sich zum Essen ausreichend Zeit nehmen, vermeiden Sie auch diesen Fehler:

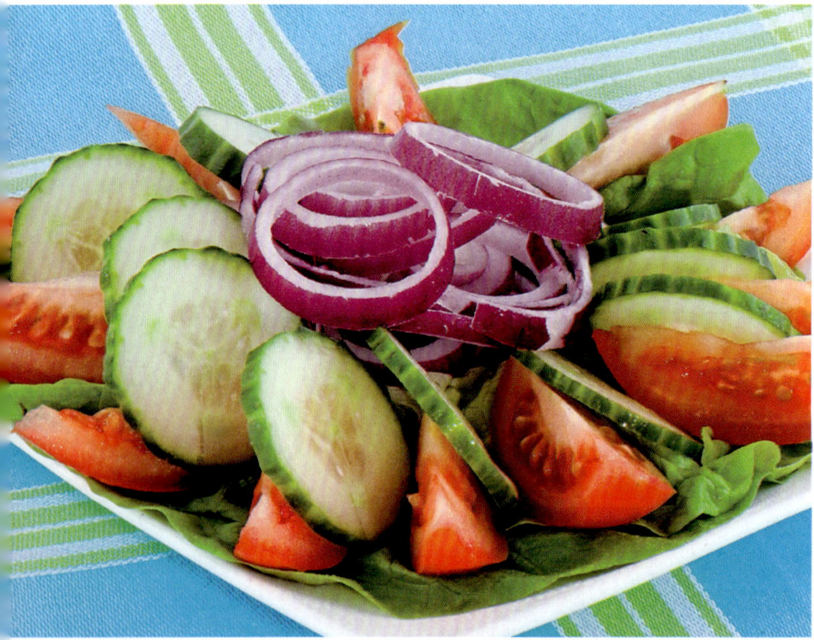

Fünf Portionen Obst und Gemüse am Tag zu essen ist gut für die Gesundheit.

3. Essen Sie nicht zu viel. Nach etwa 20 Minuten setzt erst das Sättigungsgefühl ein. Wer schnell isst, kann in 20 Minuten viel herunterschlingen. Meist endet das in einem Völlegefühl und Verdauungsproblemen. Denn hier wird die Nahrung im Mund kaum gekaut, die ganze Verdauungsarbeit müssen Magen und Darm erledigen. Doch bereits im Mund wird vorverdaut, zum Beispiel werden Fette aufgespalten.

Und schließlich: Essen Sie nur, wenn Sie auch wirklich Hunger haben. Die Biorhythmen der Menschen sind unterschiedlich. Nicht jeder Organismus verlangt um zwölf Uhr mittags eine warme Mahlzeit und um 19 Uhr ein Abendessen. Dagegen verzichten viele Menschen zum Beispiel auf das Frühstück – „sie bekommen nichts runter", haben keine Zeit, müssen schnell weg. Das ist zwar nach ernährungsphysiologischen Grundsätzen nicht zu empfehlen, da der Körper am Morgen die Grundlagen braucht, um den Tag über genügend Energie zur Verfügung stellen zu können. Doch auch ein Kaffee, Tee oder ein Joghurt beziehungsweise Fruchtsaft bieten schon einige Nährstoffe. Hier hört man am besten auf den Körper und seine Bedürfnisse. Wenn der Hunger kommt, wird gegessen.

WAS SOLL MAN ESSEN?

- Eine gute und gesunde Ernährung besteht aus viel frischem Obst und Gemüse. Konservenware sollte eingeschränkt werden. Experten empfehlen fünf Portionen Obst und/oder Gemüse am Tag. Das kann am Morgen schon mit einem Früchtemüsli beginnen.
- Weißmehlprodukte sind ernährungsphysiologisch wertlos. Sie sollten durch Vollkornprodukte ersetzt werden: Vollkornbrot, -gebäck, -nudeln, -reis.
- Weißer Zucker ist entbehrlich in der Ernährung, denn der normale raffinierte Haushaltszucker ist völlig leer. Der Körper braucht ihn nicht, er bildet Zucker aus Getreide. Ist der Einsatz von Zucker notwendig, kann man auf Vollrohrzucker umsteigen. Auch haushaltsübliches Salz ist ein chemisches Produkt, das seine Nährstoffe verloren hat. Hierfür sollte Meersalz oder naturbelassenes Steinsalz verwendet werden.
- Industrielle Limonaden enthalten künstliche Aromen, viel Zucker und wenig Nährstoffe. Sie sollten durch Mineralwasser oder verdünnte Fruchtsäfte ersetzt werden.

- Fett ist nicht gleich Fett. Hier ist es wichtig, auf ungehärtete Fette und ungesättigte Fettsäuren zu achten. Tierische Fette sind reich an ungesunden gesättigten Fettsäuren. Sie führen zu einem Anstieg des Cholesterinwertes und des Blutdruckes. Das sind Belastungen für den Körper, keine Erleichterungen. Pflanzenfette, vor allem kalt gepresste Öle, enthalten viele ungesättigte Fettsäuren, in denen die Nährstoffe sitzen. Einzig einige Fischsorten wie zum Beispiel Lachs enthalten wertvolle Omega-3-Fettsäuren.

FLEISCH – JA ODER NEIN?

Diese Frage spaltet die Gemüter schon lange. Für Yoga-Praktizierende gilt: Generell können Sie Fleisch essen, wenn Sie das für richtig halten. Es gibt keine Regeln dafür. Viele respektieren das Tier dadurch, dass sie ihm dafür danken, dass es für den Verzehr gestorben ist.

Der Genuss von Fleisch hat für uns Menschen Vor- und Nachteile. Fleisch enthält wichtige Nährstoffe, wie etwa Eiweiß, das der menschliche Organismus braucht. Doch können sie auch durch bestimmte pflanzliche Eiweiße ersetzt werden. Zu viel tierisches Eiweiß wiederum belastet den menschlichen Stoffwechsel, das kann zum Auslöser für Krankheiten werden. Mit dem Verzehr von Fleisch nehmen wir alle Stoffe zu uns, die dem Tier verabreicht wurden. Dazu gehören Medikamente und Giftstoffe im Futter. Zu guter Letzt nimmt ein Fleischesser Fleisch zu sich, das bereits einige Zeit tot ist. Je nach Einhaltung der Frische oder einer entsprechenden Kühlkette können sich darin schon Fäulnisbakterien und Gifte entwickelt haben.

Wer Fleisch isst, dem empfehlen wir Folgendes:

- Fleisch nur ein- bis zweimal pro Woche essen und nur in geringen Mengen.
- Das Fleisch sollte frisch und wenn möglich gut gekocht oder gebraten sein. Rohes Fleisch enthält mehr schädliche Bakterien als gegartes.
- Essen Sie Fleisch, über dessen Herkunft Sie Bescheid wissen. Das heißt, kein Fleisch aus Massentierhaltung, sondern aus artgerechter Haltung und Fütterung mit kontrolliert biologisch angebautem Futter.

FASTEN ALS REINIGUNG

Mediziner und Ernährungswissenschaftler empfehlen, ein- bis zweimal im Jahr zu fasten. Für Yoga-Praktizierende ist es fast unerlässlich, für die meisten Yogis selbstverständlich. Fasten unterstützt die Wirkung der Asanas auf eindrucksvolle Weise.

Fasten hat nichts mit Hungern zu tun, was viele Menschen abschreckt, eine Fastenkur durchzuführen. Die Nährstoffaufnahme wird durch gezielte Flüssigkeitszufuhr bewusst gesteuert. Für Körper und Geist bedeutet es eine grundlegende Reinigung. Der Körper einschließlich Blut und Körperzellen wird von Schlackstoffen und Giften gereinigt. Ähnlich verhalten sich übrigens Tiere, die krank sind. Sie stellen das Fressen ein, damit der Körper angeregt wird, sich von den krankmachenden Stoffen zu reinigen. Auch im menschlichen Körper werden die Immun- und Widerstandskräfte durch das Fasten aktiviert.

Fasten können alle gesunden Menschen, besonders Übergewichtige. Natürlich ist eine Rücksprache mit dem Hausarzt sinnvoll.

Tipp: Wichtig beim Fasten sind ausreichendes Trinken, keine anstrengenden Tätigkeiten und viel Schlaf.

ANREGUNG DER AUSSCHEIDUNGSORGANE

Die Ausscheidungsorgane Haut, Nieren und Darm können neben Yoga-Übungen und Fasten auch durch weitere Anwendungen stimuliert werden. Eine gründliche und regelmäßige Ausscheidung von Schlacken und Giften aus dem Körper dient der Krankheits-, auch der Krebsvorbeugung, das hat die Wissenschaft bestätigt.

Die Absonderung von Schweiß kann durch Dampfbäder und Saunagänge angeregt werden, außerdem durch Trockenbürsten am Morgen.

Regelmäßiges Barfußlaufen regt darüber hinaus die Durchblutung der Fußsohlen an. Auch damit werden die Organe in ihrer Funktion angeregt (wie bei einer Fußreflexzonenmassage).

Die Tätigkeit der Nieren wird durch reichliches Trinken (täglich 1,5–2 Liter) von stillem Wasser, Kräutertee und verdünnten Säften angeregt. Wasserhaltiges Obst und Gemüse ist ebenfalls dazu geeignet. Der regelmäßige Wasseraustausch in den Zellen schwemmt Giftstoffe, Bakterien und Viren aus dem Körper.

Die Entgiftung über Magen und Darm geschieht zum großen Teil über die Ernährung. Naturbelassene Nahrungsmittel belasten das

Verdauungssystem nicht, sondern unterstützen es und fördern die schnelle Ausscheidung von unverdaulichen Resten und Giftstoffen.

Das vierte Ausscheidungsorgan, die Lunge, in Verbindung mit der Nase wird durch die Atemübungen auf Seite 64 ff. angeregt.

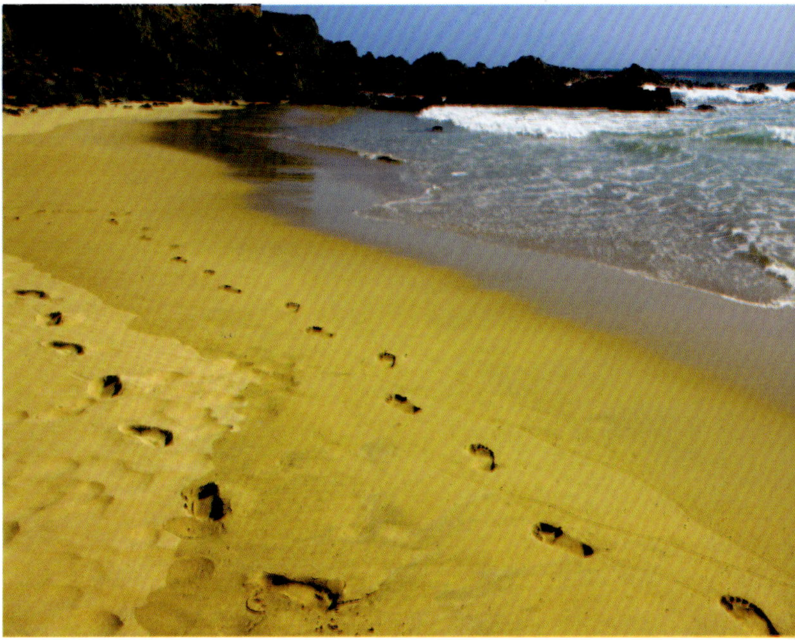

DER ATEM

Wie wichtig die richtige Atmung für unser Wohlbefinden ist, haben wir bereits erfahren. Doch was heißt richtig atmen? Es bedeutet, vollständig ein- und auszuatmen und dabei die gesamte Lungenkapazität auszuschöpfen, sodass alle Körperzellen mit ausreichend Sauerstoff versorgt werden. Aus diesem Grund sollten an der Atmung die Brust (Brustatmung), die Rippen (Flankenatmung) sowie der Bauch (Bauch- oder Zwerchfellatmung) beteiligt sein. Im Idealfall nehmen wir mit einem Atemzug bis zu 2,5 Liter Luft auf. Im Alltag begnügen wir uns mit etwa einem halben Liter, beruhend auf der Tatsache, dass wir meist sitzende Tätigkeiten ausführen und uns zu wenig bewegen. Die Folge sind mangelnde Konzentration und Ermüdung. Yoga lehrt uns, uns wieder auf unseren Atem zu konzentrieren, ihn zu verbessern und zu vertiefen. Eine tiefe und kraftvolle Atmung schenkt Körper, Geist und Seele Lebensenergie und Entspannung.

VOLLATMUNG

Bei der Vollatmung werden Bauch-, Flanken- und Brustatmung miteinander kombiniert. Bevor Sie die Vollatmung ausführen, sollten Sie jede dieser

Atemtechniken einzeln üben und erst dann kombinieren. Atmen Sie bei allen Atemformen stets durch die Nase ein und aus. Durch die Nase wird die Atemluft gefiltert und erwärmt, zudem findet in den stark durchbluteten Membranen der Nasenwände ein wichtiger Energieaustausch statt. Üben Sie die Atemtechniken stets mit geschlossenen Augen, so können Sie sich besser auf Ihre Atmung konzentrieren. Eine genaue Beschreibung der Bauch- sowie der Flankenatmung finden Sie auf den Seiten 64 f. und 68 f.

BRUSTATMUNG

Die Brustatmung kann entweder im Liegen oder in aufrechter Sitzhaltung geübt werden. Legen Sie beide Hände auf den oberen Teil der Brust, sodass diese auch die Schlüsselbeine berühren. Atmen Sie zunächst aus und spüren Sie, wie bei der Einatmung die Atemluft in den oberen Teil der Lunge und des Brustkorbs fließt. Brustkorb und Schlüsselbeine heben sich bei der Einatmung; achten Sie darauf, dass Sie Ihre Schultern dabei nicht hochziehen. Beim Ausatmen senken sich Brustkorb und Schlüsselbeine wieder. Beginnen Sie mit sechs Atemzyklen und steigern Sie sie langsam auf zehn.

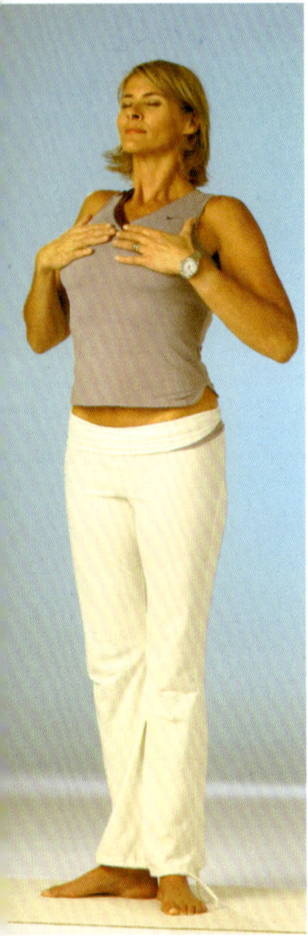

DIE PRAXIS DER VOLLATMUNG

Sobald Sie die Teilatmungen beherrschen, können Sie diese zur Vollatmung zusammenführen. Dies bedarf einiger Übung, doch wird Ihnen die Technik der Vollatmung zunehmend leichter fallen.

Legen Sie sich auf den Rücken, schließen Sie die Augen und konzentrieren Sie sich auf den Fluss des Atems. Atmen Sie vollständig aus und lassen Sie den Atem zunächst in den unteren Teil der Lungen fließen und dann in den gesamten Lungenbereich einströmen: Der Bauch wölbt sich nach außen, die Rippen dehnen sich aus, der obere Brustkorb weitet sich, und die Schlüsselbeine heben sich nach oben. Atmen Sie langsam wieder aus und entspannen Sie dabei nach und nach die beteiligten Atemmuskeln: Brustkorb und Schlüsselbeine senken sich, anschließend die Rippenbögen, am Schluss sinkt der Bauch wieder ein. Wichtig bei der Vollatmung ist die Einhaltung der richtigen Reihenfolge. Beim Einatmen zuerst den Bauch, dann die Rippen und zum Schluss die Brust ausdehnen beziehungsweise weiten. Beim Ausatmen zunächst die Brust senken, dann die Rippenbögen und schließlich den Bauch einziehen. Beginnen Sie mit sechs Zyklen der Vollatmung und erhöhen Sie die Anzahl der Zyklen nach und nach. Zum Abschluss der Übung sollten Sie sich noch einige Minuten lang entspannen und bewusst langsam ein- und ausatmen.

Die Atmung wird mit zunehmender Übung gleichmäßiger, tiefer und länger.

AUSATMUNG

Wie bereits erwähnt, atmen die meisten Menschen nicht vollständig ein und aus. Charakteristisch für eine unzureichende Atmung ist unter anderem, dass die Ausatmungsphase kürzer ist als die Einatmungsphase. Hierdurch wird zu wenig Kohlendioxid ausgeatmet, und das so im Körper verbleibende Kohlendioxid verschlackt nach und nach den Organismus. Aus diesem Grund sollten wir nicht nur bewusst einatmen, sondern auch bewusst ausatmen.

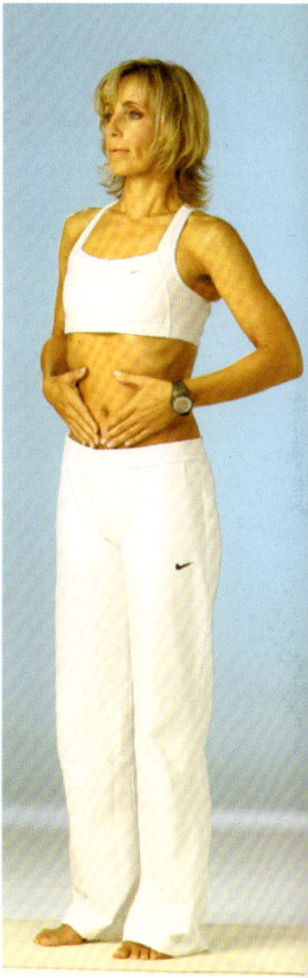

Legen Sie Ihre Hände auf die Brust beziehungsweise den Bauch und spüren Sie bewusst Ihren Atem.

GRUNDZÜGE DER ASANAS

Nach der traditionellen Yoga-Lehre müssen wir erst unseren Körper beherrschen, bevor wir auf eine höhere Bewusstseinsebene des Geistes gelangen. Diese Körperbeherrschung trainieren wir mit den Asanas, die unserem Körper Flexibilität und Geschmeidigkeit verleihen und die Lebensenergie optimieren. Von den etwa 80 Grundstellungen werden circa 30 regelmäßig ausgeführt. Die verschiedenen Haltungen umfassen Positionen im Stehen, Sitzen oder Knien und im Liegen.

ÜBUNGEN IM STEHEN

Stehende Asanas erfordern nicht nur Kraft und Durchhaltevermögen, sie fördern auch diese Eigenschaften. Der Aufrechte Stand, Berg genannt, lehrt uns, bewusst zu stehen, trainiert den Gleichgewichtssinn und fördert eine gute Körperhaltung. Regelmäßig ausgeübte Standpositionen stärken die Bein- und Beckenmuskulatur sowie die Wirbelsäule. Sie straffen das Gewebe, fördern die Durchblutung in den Beinen und reduzieren nach und nach unliebsame Fettpölsterchen am Gesäß. Gesundheitliche Beeinträchtigungen wie Rücken- und Schulterschmerzen, Nackenverspannungen sowie Rund- oder Hohlkreuz können gemindert werden.

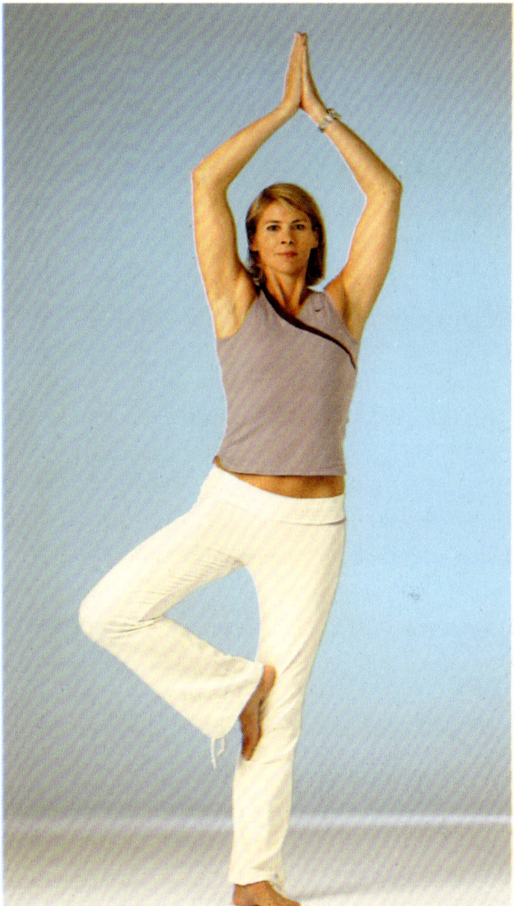

Der Baum vermittelt das
Gefühl der inneren
Ruhe und Gelassenheit.

ÜBUNGEN IM SITZEN ODER KNIEN

Asanas im Sitzen oder Knien sind sehr vielfältig in ihrer Wirkung. Abhängig von der eingenommenen Position werden Muskelpartien gedehnt und gestreckt, die die Verspannungen im Rücken und Nacken sowie an den Schultern lösen. Eine größere Flexibilität der Wirbelsäule ist die Folge, und Schmerzen in diesen Bereichen können gemindert werden oder sich auflösen. Durch die Dehnung der Beckenmuskeln und der Leistenbeugen erfahren wir eine größere Beweglichkeit in den Hüftgelenken. Drehbewegungen stimulieren die inneren Organe, wodurch der Stoffwechsel angeregt und die Durchblutung gefördert wird. Drehende Positionen, die den Brustkorb weiten, wirken auf die Lungen und verbessern die Atmung. Wiederum andere Asanas unterstützen die Durchblutung des Kopfes und fördern tiefe Entspannung sowie eine erhöhte Konzentrationsfähigkeit.

ÜBUNGEN IM LIEGEN

Im Liegen ausgeführte Asanas gelten als ausgezeichnete Entspannungsübungen. Die einfache Bauchlage löst Verspannungen im gesamten Körper und hilft nicht nur bei Rückenbeschwerden, sondern vertieft zudem die Rippenatmung. Als effektive Entspannungsübung für den Geist verleiht sie neue Energie.

Die Rückenlage wirkt ebenfalls sehr effektiv bei Verspannungen und erleichtert das Üben der Teilatmungen sowie der Vollatmung. Liegende Übungen in ihren unterschiedlichen Ausführungen stärken die gesamte Wirbelsäule, lockern die unteren Lendenwirbel und helfen, behutsam ausgeführt, bei Bandscheibenbeschwerden. Durch Drehbewegungen werden die Blutzirkulation und der Stoffwechsel angeregt sowie die Atmung unterstützt. Die Dehnung und Streckung des Oberkörpers ist wohltuend bei Atembeschwerden und entspannt den Nacken sowie den oberen Teil des Rückens.

SAVASANA – TIEFENENTSPANNUNG

Jede Yoga-Sequenz sollte mit einer Tiefenentspannung enden. Savasana, auch „Totenhaltung“ genannt, bewirkt die vollkommene Entspannung von Körper, Geist und Seele. Darüber hinaus ist sie eine ausgezeichnete Übung bei Schlaflosigkeit.

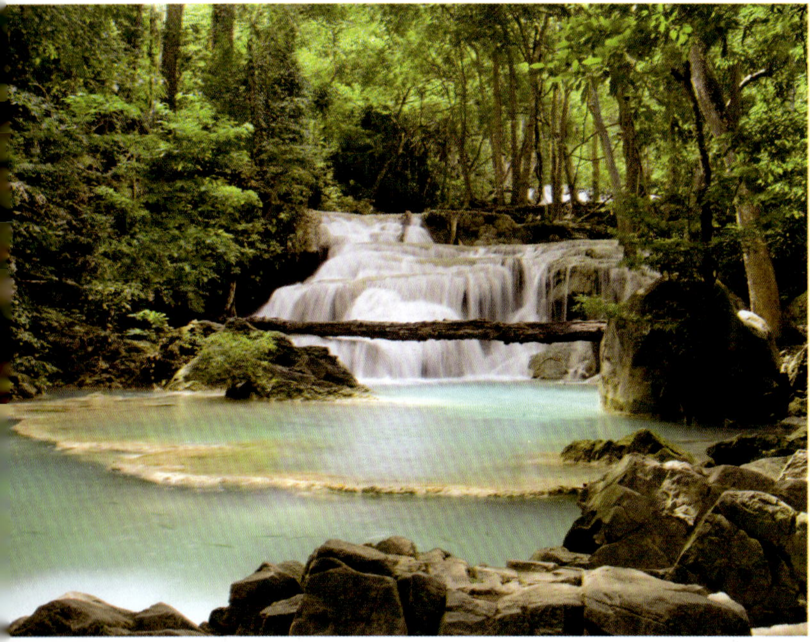

Legen Sie sich dafür auf den Rücken und decken Sie sich zu, denn Sie sollten nicht frieren, da sich die Muskeln andernfalls nicht entspannen können. Das Kinn ist leicht angezogen, der Nacken gestreckt, die Arme ruhen entspannt neben dem Körper mit den Handflächen nach oben. Die Beine liegen parallel zueinander, wobei die Fersen einander berühren und die Füße locker zur Seite fallen. Achten Sie auf die Symmetrie Ihres Körpers und richten Sie sich von Kopf bis Fuß in einer geraden Linie aus.

Schließen Sie die Augen und beobachten Sie den Fluss des Atems. Atmen Sie bewusst ein und aus und durchwandern Sie in Gedanken Ihren Körper beginnend bei den Füßen, weiter über die Unter- und Oberschenkel zum Becken, bis Sie schließlich beim Kopf angekommen sind. Lenken Sie dabei Ihre Aufmerksamkeit auf die einzelnen Muskeln, deren Verspannungen Sie nach und nach durch bewusstes Ausatmen lösen. Spüren Sie die Entspannung des gesamten Körpers und meditieren Sie auf den jetzt frei fließenden Atem. Atmen Sie zum Beenden der Übung mehrmals tief ein und aus, strecken Sie sich genüsslich von Kopf bis Fuß und richten Sie sich über die Seite auf.

DIE YOGA-PRAXIS

AUSFÜHRUNG DER ASANAS

Asanas bestehen aus statischen Körperhaltungen, dynamischen Bewegungsabläufen sowie Entspannungsübungen. Das gemeinsame Merkmal dieser Übungen besteht darin, dass sie stets auf drei Grundprinzipien aufbauen. Diese sind die bewusste Körperhaltung und Atemführung sowie die Konzentration auf die Übung.

- Bevor Sie eine Haltung einnehmen, machen Sie sich mit jedem einzelnen Schritt der Übung vertraut und gehen Sie erst dann in die Stellung hinein. Hilfreich bei schwierigen Übungen ist die vorherige Visualisierung der Haltung oder der Bewegungsabläufe. Schließen Sie die Augen und vollziehen Sie in Gedanken die bevorstehende Übung. Sie werden überrascht sein, um wie viel einfacher es sein wird, selbst schwierige Positionen zu meistern.
- Führen Sie anschließend die Übung aus und verharren Sie darin. Wichtig in dieser Phase ist vor allem die Konzentration auf die Übung und den Fluss des Atems sowie die richtige Atemführung. Bei manchen Asanas wird ein bestimmter Atemrhythmus vorgegeben, der

möglichst eingehalten werden sollte. Werden keine besonderen Angaben hierzu gemacht, atmen Sie bewusst und entspannt und in Ihrem eigenen Rhythmus.

- Um die Konzentration auf die Übung zu verstärken und nicht abgelenkt zu werden, ist es hilfreich, die Augen zu schließen. Achten Sie jedoch darauf, dass Sie sich dabei wohlfühlen, denn gerade bei Drehbewegungen oder stehenden Haltungen kann es besser sein, die Augen geöffnet zu halten.
- Die Dauer der Asanas ist meistens vorgegeben. Versuchen Sie möglichst, diese Zeit einzuhalten, aber achten Sie während der Übung stets auf die Signale Ihres Körpers. Bei einem untrainierten Körper können Dehnungsschmerzen bei Muskeln und Sehnen oder Schmerzen anderer Art auftreten. Hören Sie auf diese Signale und gehen Sie langsam, ohne abrupte oder schnelle Bewegungen, aus der jeweiligen Übung heraus und entspannen Sie sich. Entscheidend für die Übungsdauer ist letztendlich Ihre persönliche Konstitution, aber auch Ihr Wille!
- Verharren Sie nach Abschluss der Übung noch einige Minuten in der Position oder der Aus-

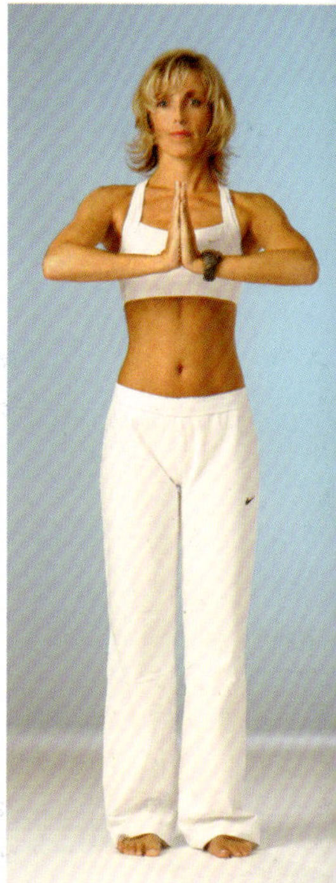

Begrüßen Sie den Tag mit Yoga.

gangsposition und spüren Sie den Effekt, den diese Übung auf Ihren Körper ausgeübt hat, und entspannen Sie sich kurz.

Lassen Sie sich bewusst auf diese Erfahrung ein und achten Sie bei den Asanas auf die Signale Ihres Körpers und Ihrer Psyche. Nicht jede Übung ist zu jedem Zeitpunkt die richtige. Maßgeblich ist stets Ihre aktuelle körperliche und seelische Konstitution. Achten Sie auf die Ausgewogenheit der Asanas, da jede Haltung eine bestimmte Wirkung auf Ihren Körper und Ihre Seele hat.

DIE YOGA-SITZUNG

Jede Yoga-Übungsreihe ist eine Reise zu uns selbst. Stimmen Sie sich darauf ein und beginnen Sie diese Reise mit einem Ritual: Setzen Sie sich an Ihren Lieblingsplatz, hören Sie leise Meditationsmusik, zünden Sie eine Kerze, eine Duftlampe oder ein Räucherstäbchen an und lassen Sie den Alltag hinter sich.

Jede Yoga-Sitzung wird eingeleitet mit einer kurzen Entspannung im Sitzen oder Liegen, bei der bewusst tief ein- und ausgeatmet wird. Schließen Sie dabei die Augen und stellen Sie sich auf Ihre ganz private Yoga-Stunde ein.

Der nächste Schritt ist die Aufwärmphase. Sie bringt den Kreislauf in Schwung und lockert Muskulatur, Gelenke und die Wirbelsäule. Dehnen und strecken Sie sich, tanzen, laufen oder hüpfen Sie - vergessen Sie dabei nicht, bewusst zu atmen. Ohne vorheriges Aufwärmen und Dehnen sollte niemals geübt werden, da ansonsten die Gefahr von Verletzungen besteht.

Die Körperübungen sollten angenehm sein, in ihrer festen Form ablaufen und mit Leichtigkeit durchgeführt werden, entsprechend der ausführlichen Beschreibung zu Beginn dieses Kapitels. Achten Sie beim Ablauf der einzelnen Übungen auf einen harmonischen Rhythmus.

Den Abschluss einer Yoga-Stunde bilden Entspannungsübungen wie die beschriebene Tiefenentspannung.

Wichtig: Nehmen Sie mindestens zwei Stunden vor Ihrer Yoga-Sitzung keine große Mahlzeit mehr zu sich, da durch den Verdauungsprozess die Energie blockiert wird und verschiedene Übungen Druck auf die Verdauungsorgane ausüben. Trinken Sie während der Übungen ausreichend Wasser ohne Kohlensäure, um die Ausscheidung der bei den Übungen gelösten Giftstoffe zu unterstützen.

KLEINER YOGA-LEITFADEN

Tipps und Anregungen, um Ihre Yoga-Sitzungen in voller Harmonie genießen zu können, erhalten Sie im folgenden Abschnitt. Sie erfahren dort, wann, wo und wie Sie am besten üben, wie oft Sie trainieren sollten oder wann Sie am besten darauf verzichten.

WO UND WIE?

Im Idealfall steht Ihnen ein eigener Raum für Ihre Yoga-Übungen zur Verfügung. Wenn nicht, suchen Sie sich einen etwa vier Quadratmeter großen Platz in der Wohnung oder im Haus, an dem Sie ungestört sind. Bei günstiger Witterung bieten sich natürlich auch der Balkon oder Garten an. Wichtig ist, dass der Ort ruhig und warm ist – und vor allem frei von Zugluft.

Der Handel bietet spezielle rutschfeste Yoga-Matten an, wobei sich eine große weiche Decke oder ein Schaffell ebenfalls zum Üben eignen. Achten Sie in jedem Fall darauf, dass Sie „festen Boden" unter den Füßen haben, damit Sie bei Übungen im Stehen nicht ausrutschen. Wenn Sie auf dem Boden sitzend üben, sollten Sie sich auf ein Kissen oder eine zusammengefaltete Decke setzen, da die Knie bei Sitzhaltungen stets tiefer liegen sollten als die Hüften. Zum Üben empfiehlt sich weite bequeme Kleidung, in der Sie sich wohlfühlen. Üben Sie am besten barfuß, tragen Sie also weder Schuhe noch Strümpfe.

WANN?

Der frühe Morgen, die sogenannten „Ambrosischen Stunden", ist der günstigste Zeitpunkt für Ihr Yoga-Programm. Dies mag zunächst viel Überwindung kosten, doch werden Sie das Wohlbefinden, das sich durch das morgendliche Üben einstellt, sehr bald zu schätzen wissen. Gestärkt, ausgeglichen und voller Energie werden Sie dem neuen Tag begegnen.

Der frühe Abend bietet sich ebenfalls zum Üben an. Vor allem, wenn Sie nach einem anstrengenden Arbeitstag nach Hause kommen und erschöpft und angespannt sind. Je nachdem, für welche Übungen Sie sich dann entscheiden, fühlen Sie sich danach entweder voller Energie und fit für weitere Unternehmungen oder Sie gehen entspannt zu Bett und werden keine Einschlafstörungen haben. Letztendlich ist Yoga immer dann zu empfehlen, wenn Sie das Verlangen nach Entspannung haben oder Ihre Lebensenergie aktivieren wollen.

WIE OFT?

Üben Sie mindestens zweimal, höchstens aber viermal pro Woche für jeweils 30 Minuten. So kann sich Ihre Muskulatur erholen und sich den neuen Bewegungen besser anpassen. Auch wenn Sie Ihren Übungsplan nicht immer einhalten können, lassen Sie sich nicht entmutigen und setzen Sie Ihr Übungsprogramm am nächsten Tag fort. Auch dann, wenn Sie immer neu beginnen müssen: Bleiben Sie dabei!

WANN NICHT?

Yoga vermag zwar vieles zu heilen, doch gibt es Situationen, in denen man Yoga nur sehr vorsichtig und langsam üben sollte:

- Bei Erkrankungen wie Virusinfektionen, fieberhaften Erkrankungen etc. oder bei der Einnahme von Antibiotika
- Bei extremer Erschöpfung
- Bei starken Menstruationsblutungen, da das Training die Blutung verstärken kann
- Nach einer längeren Trainingspause

Bei den folgenden gesundheitlichen Einschränkungen sollten Sie zunächst ganz auf Yoga verzichten und erst nach Rücksprache mit Ihrem Arzt wieder damit beginnen:

- Bei anhaltenden und/oder starken Rückenschmerzen (Bandscheibenschäden, Ischias, Hexenschuss etc.)
- Bei starken Nackenschmerzen (Schleudertrauma etc.)
- Bei Entzündungen im Körper
- Bei hohem Blutdruck und Schilddrüsenüberfunktion
- Nach Operationen
- Im letzten Schwangerschaftsdrittel

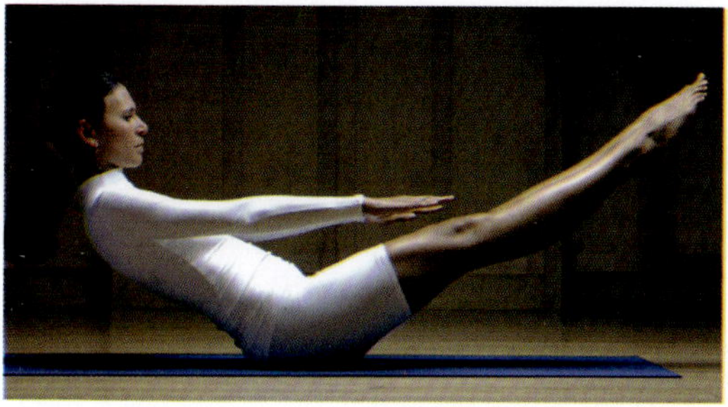

Bei dieser Variation der Zange werden die Muskeln von Bauch und Oberschenkeln gekräftigt.

Treten während der Yoga-Sitzung plötzlich akute Beschwerden auf, beenden Sie die Übung sofort, indem Sie langsam aus der Übung herausgehen. Wenden Sie sich an Ihren Arzt, um die Symptomatik abklären zu lassen.

Bei psychischen Krankheiten sollte Yoga nur nach Rücksprache mit dem Arzt praktiziert werden.

ASANAS – KÖRPER UND GEIST IN HARMONIE

KOPFDREHEN RECHTS UND LINKS

- Sie können selbst entscheiden, ob Sie diese Übung im Stehen oder im bequemen Sitz ausführen. Wichtig bei beiden Varianten ist die gerade und aufrechte Haltung.
- Atmen Sie ein und drehen Sie mit der Ausatmung den Kopf langsam nach rechts, so weit es geht.
- Atmen Sie durch die Nase wieder langsam ein und drehen Sie dabei den Kopf wieder nach vorn.
- Nun in der gleichen Reihenfolge zur anderen Seite: Einatmen, mit dem Ausatmen Drehung nach links, mit dem Einatmen wieder zurück.

BEDEUTUNG:

An den Anfang jeder sportlichen Betätigung gehört die Mobilisation. Selbst zu Beginn einer rein krankengymnastischen Übung wird mobilisiert, um den Gelenkknorpel zu schmieren und die kleinen Kapillare (feinste Blutgefäße) zu öffnen.

WIRKUNG:

Gerade die Halswirbelsäule und deren Muskulatur ist im heutigen Alltag besonders häufig Stress ausgesetzt und reagiert durch Verspannung. Unsere erste Übung soll dem gezielt entgegenwirken. Gleichzeitig bereitet sie auf die späteren (haltenden) Übungen (Asanas) vor.

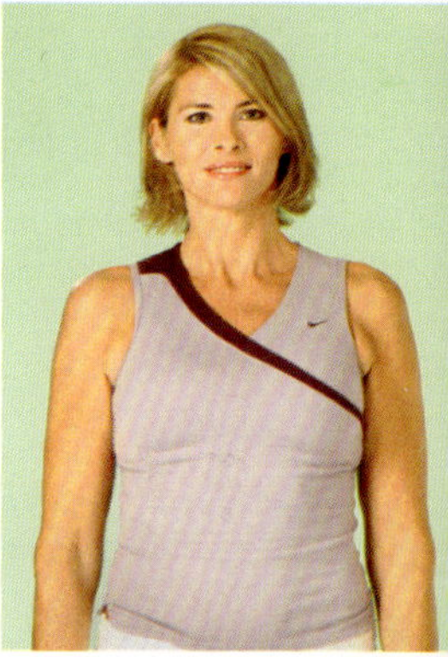

WIEDERHOLUNGEN:

Bei allen vorbereitenden Übungen sollten Sie sich viel Zeit lassen. Drehen Sie den Kopf dreimal zu jeder Seite.

EINSCHRÄNKUNGEN:

Das ruhige Drehen des Kopfes kann von jedermann ausgeführt werden. Drehen Sie den Kopf aber nur so weit, wie Sie es als angenehm empfinden!

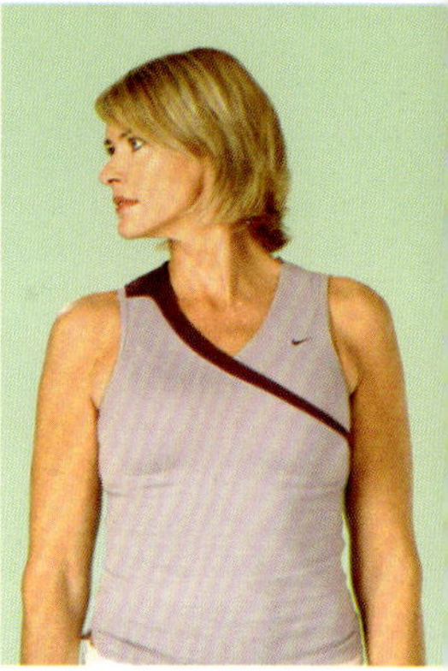

KOPF HEBEN UND SENKEN

- Atmen Sie tief durch die Nase ein und legen Sie dabei sanft den Kopf in den Nacken, so weit dies Ihnen noch angenehm ist.
- Atmen Sie dann aus und senken Sie dabei das Kinn wieder in Richtung Brustbein ab. Dies wird in einer sanft fließenden Bewegung durchgeführt; das Tempo wird durch Ihre Atmung bestimmt.
- Auch für Fortgeschrittene gilt, dass bei der Mobilisation die genannten drei Wiederholungen ausreichen, während bei den späteren Asanas die Intensität gesteigert werden darf.

BEDEUTUNG:

Die Übung ist ein gutes erstes Zusammenspiel von bewusster Atmung und Bewegung.

WIRKUNG:

Diese sanfte Einstimmungsübung soll Körper und Geist anregen und gleichzeitig Verspannungen lösen. Konkret mobilisiert wird die Halswirbelsäule.

WIEDERHOLUNGEN:

Wiederholen Sie den Bewegungsablauf dreimal. Lassen Sie sich viel Zeit dabei. Gerade die Verbindung mit dem Atmen verhindert eine zu schnelle Ausführung.

EINSCHRÄNKUNGEN:

Wenn Sie massive Beschwerden mit der Halswirbelsäule haben, sollten Sie besonders vorsichtig beim Zurückneigen des Kopfes sein. Richten Sie den Blick nicht ganz zur Decke, sondern heben Sie den Kopf nur leicht an.

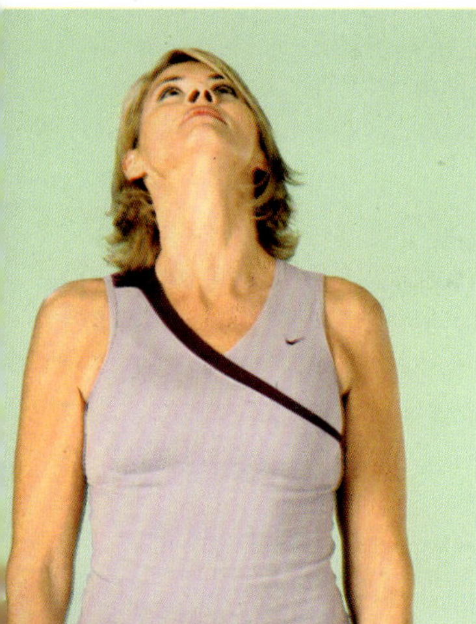

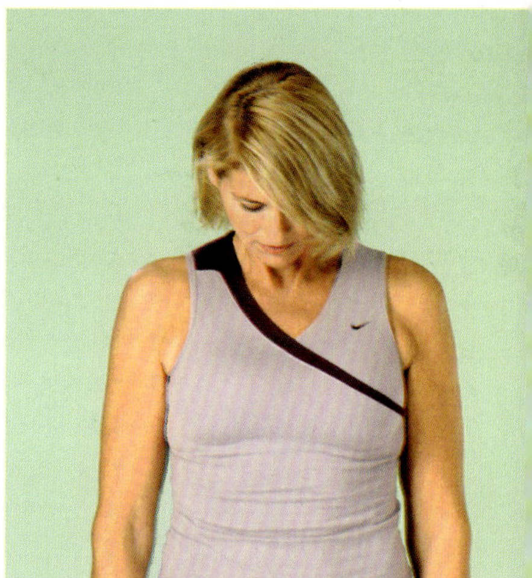

SCHULTERKREISEN

- Ziehen Sie im aufrechten Sitz oder im Stand langsam beide Schultern nach oben (in Richtung der Ohren) und atmen Sie dabei tief durch die Nase ein.
- Ziehen Sie dann die Schulterblätter nach hinten und drücken Sie diese anschließend wieder nach unten, sodass Sie mit den Schultern einen großen Rückwärtskreis ziehen. Dabei atmen Sie tief durch die Nase aus.

BEDEUTUNG:

Auch wenn Sie keine Beschwerden mit den Schultergelenken haben, sollte Ihnen bewusst sein, dass diese Gelenke am häufigsten verschleißen. Sie haben eine sehr große Gelenkpfanne, und die Bewegungen sind durch Bänder und Muskeln geführt. Das Schulterkreisen nach hinten richtet Ihre Haltung auf. Und eine aufrechte Haltung hat immer auch etwas mit Selbstbewusstsein und Selbstvertrauen zu tun.

WIRKUNG:

Der gesamte Schultergürtel und Brustbereich soll durch sanftes Kreisen gelockert und auf die späteren (rumpfstärkenden) Asanas vorbereitet werden.

WIEDERHOLUNGEN:

Auch Einsteiger können diesen Bewegungsablauf drei- bis fünfmal wiederholen.

EINSCHRÄNKUNGEN:

Wird die Übung kontrolliert und langsam durchgeführt, besteht keinerlei Risiko. Das Schulterkreisen können Sie durchaus häufiger am Tag, auch zwischendurch beim Sitzen am Schreibtisch, üben.

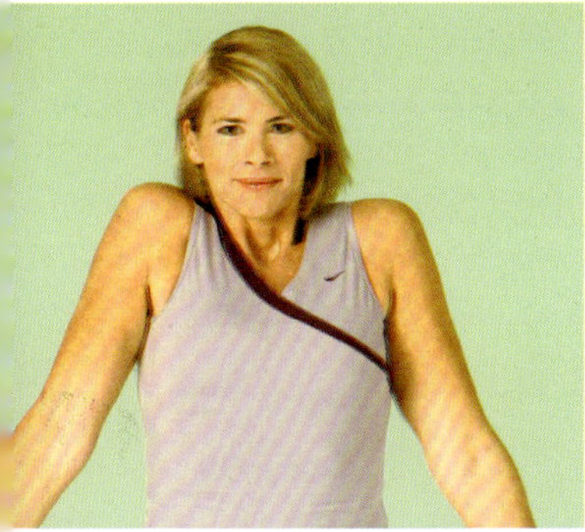

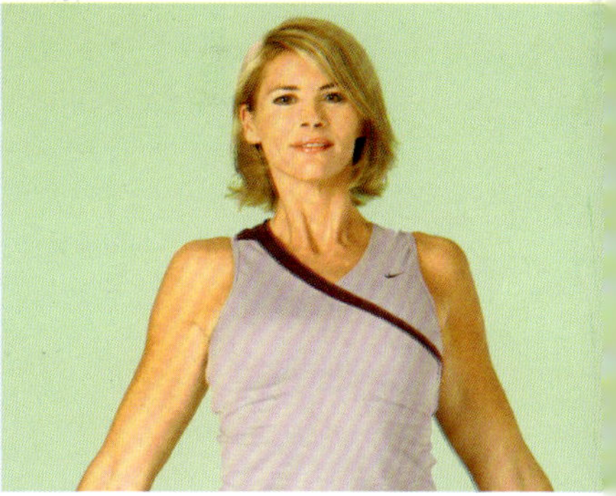

ATEMÜBUNG: BAUCHATMUNG

- Stehen Sie aufrecht, mit gerader Wirbelsäule, weil Sie nur dann wirklich frei atmen können.
- Atmen Sie langsam und tief ein und lassen Sie zu, dass sich der Bauch dabei nach außen wölbt. Lassen Sie anschließend die Luft in Ihren Brustkorb strömen.
- Atmen Sie langsam und gleichmäßig aus. Zur Unterstützung der Ausatmung ziehen Sie die Bauchmuskulatur leicht zusammen, der Bauch sinkt wieder ein, und der Brustkorb entspannt sich.
- Ein- und Ausatmung sind gleich lang.

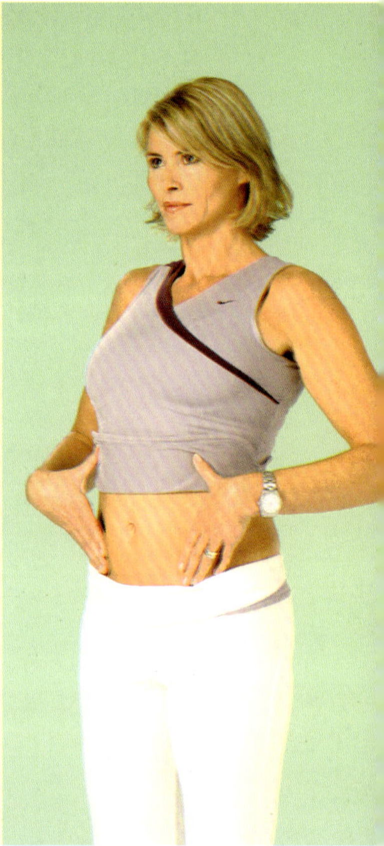

BEDEUTUNG:

Im Alltag ist unsere Atmung häufig sehr oberflächlich, speziell bei Aufregung und Anspannung. Einige tiefe Atemzüge, bewusst mit der Bauchatmung ausgeführt, wirken hier Wunder. Die Bauchatmung ist zugleich ein Teil der Vollatmung, bei der Brust-, Bauch- und Flankenatmung miteinander kombiniert werden.

WIRKUNG:

Tiefes Atmen verbessert die Versorgung mit Sauerstoff, es entspannt und beruhigt.

WIEDERHOLUNGEN:

Mindestens zehn tiefe Atemzüge sollten es schon sein. Bleiben Sie dabei, solange Sie sich wohlfühlen.

EINSCHRÄNKUNGEN:

Diese Atemübung ist so unproblematisch, dass sie von Ihnen mehrfach täglich in den Alltag eingebaut werden kann. Also lieber öfter als zu selten.

ATEMÜBUNG: WECHSELATMUNG

NADI SHODHANA

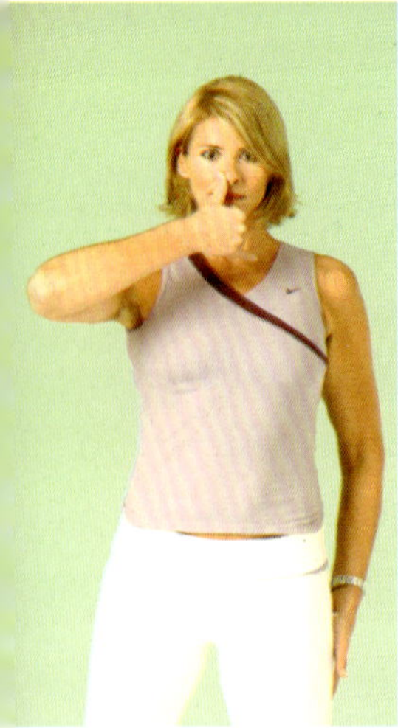

- Schließen Sie mit dem Daumen der rechten Hand das rechte Nasenloch und atmen Sie langsam und tief aus.
- Atmen Sie durch das freie linke Nasenloch tief ein und schließen Sie dann mit dem Ringfinger der rechten Hand auch das linke Nasenloch. Halten Sie den Atem an und zählen Sie bis acht.
- Lösen Sie den Daumen vom rechten Nasenloch und atmen Sie vollständig aus.
- Atmen Sie nun durch das rechte Nasenloch tief ein, schließen Sie dann mit dem Daumen das rechte Nasenloch, halten Sie den Atem wie beschrieben an und lösen Sie dann den Ringfinger vom linken Nasenloch zum Ausatmen. Jetzt wieder links einatmen und den Zyklus von vorn beginnen.

BEDEUTUNG:

Die Sanskrit-Bezeichnung dieser Übung drückt aus, dass mit der Wechselatmung die sogenannten Nadis gereinigt und harmonisiert werden. Gemeint sind „feinstoffliche

Kanäle", die den ganzen Körper durchziehen und in denen die Lebensenergie (Prana) fließt.

WIRKUNG:

Die Wechselatmung soll Lebensenergie speichern und den Geist beruhigen.

WIEDERHOLUNGEN:

Lassen Sie sich grundsätzlich viel Zeit für die Atemübungen. Beginnen Sie mit sechs Wiederholungen der vier Phasen. Steigern Sie mit der Zeit die Intensität, indem Sie intensiver atmen, jedoch nicht öfter als zehnmal. Das Ein- und Ausatmen sollte auf beiden Seiten etwa gleich lang sein.

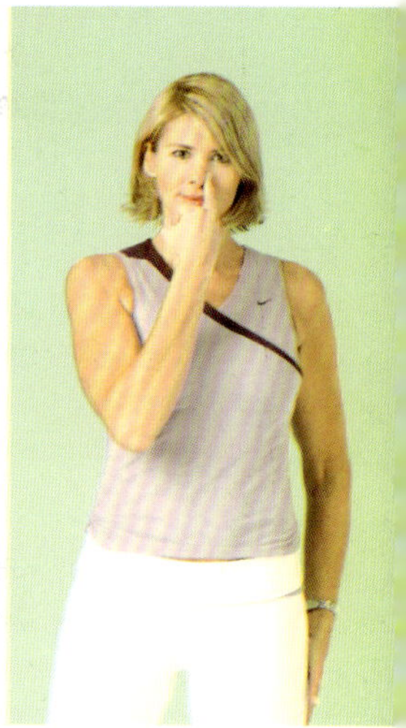

EINSCHRÄNKUNGEN:

Sollten Sie bei der Wechselatmung Schwindel spüren, gehen Sie wieder zu einer normalen Atmung über. Bei Schnupfen oder verstopfter Nase sollten Sie auf diese Übung verzichten.

ATEMÜBUNG: FLANKENATMUNG

- Stellen Sie sich in die Grätschstellung; die Fußspitzen zeigen nach außen. Stützen Sie sich mit der linken Hand auf der Mitte des linken Oberschenkels ab. Ihr rechter Arm zeigt dabei nach außen.
- Atmen Sie jetzt tief und langsam durch die Nase ein und anschließend wieder ebenso langsam aus. Neigen Sie beim Ausatmen den Oberkörper langsam zur linken Seite.
- Atmen Sie wieder ein und kehren Sie dabei langsam zur Ausgangsposition (Grätschstellung, rechter Arm zeigt nach rechts) zurück.
- Wechseln Sie danach zur anderen Seite (linker Arm zeigt nach links, rechte Hand auf rechtem Oberschenkel) und wiederholen Sie die gesamte Atmung auf dieser Seite.

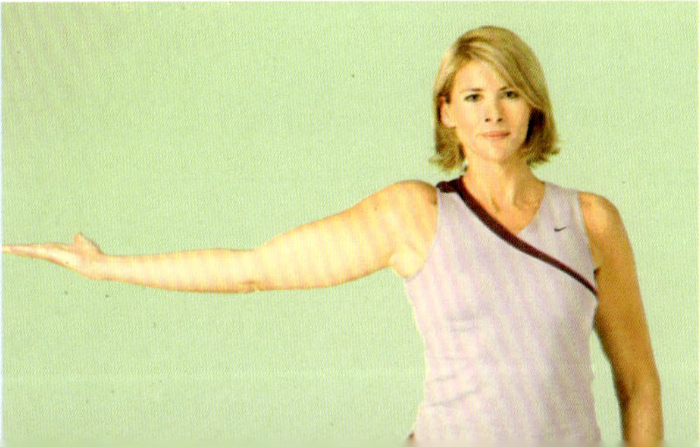

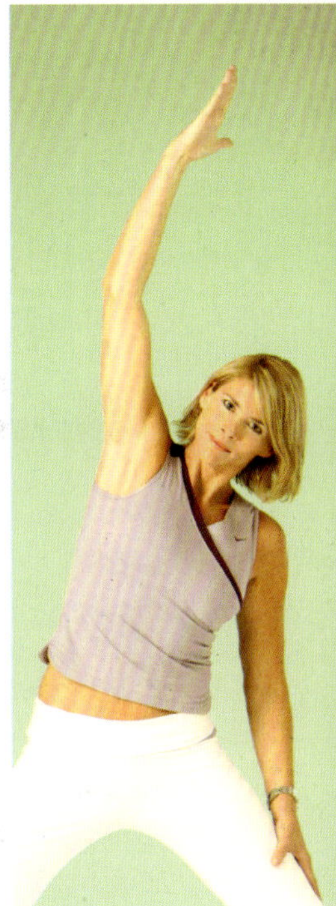

BEDEUTUNG:

Die unterschiedliche „Belüftung“ beider Lungenflügel hat eine uralte Tradition. Die Flankenatmung ist Teil der Vollatmung, wobei bei der Vollatmung nicht die in der Übung beschriebene Position eingenommen wird, sondern lediglich der Atemfluss in die Flanken geführt wird, sodass sich die Rippenbögen weiten.

WIRKUNG:

Richtig atmen heißt immer: voll und tief atmen. Das haben viele Menschen verlernt. Die Flankenatmung reinigt und entgiftet unsere Organe und wirkt gleichzeitig entspannend.

WIEDERHOLUNGEN:

Führen Sie die Flankenatmung dreimal auf jeder Körperseite aus.

EINSCHRÄNKUNGEN:

Die Flankenatmung ist unbedenklich für jedermann. In seltenen Fällen kann es bei ungewohnt intensiver Atmung zu Schwindel kommen. In diesem Fall kehren Sie einfach zur normalen Atmung zurück.

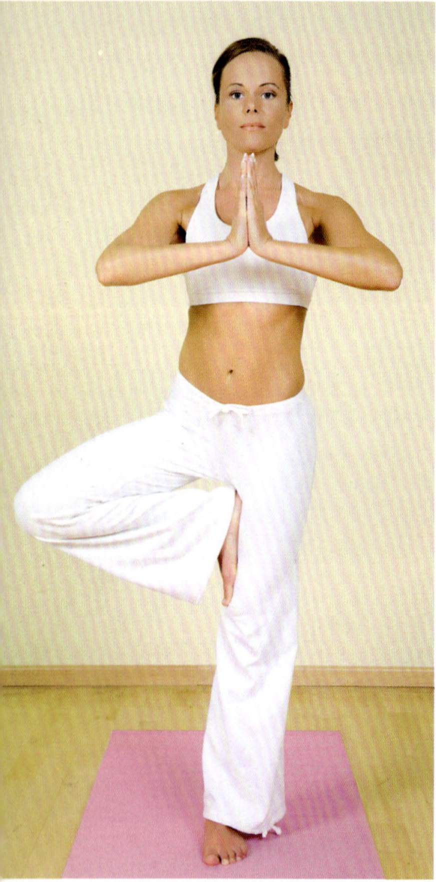

SAMMLUNGSHALTUNG

- Stehen Sie aufrecht auf einer Unterlage und heben Sie die Hände vor den Körper in Höhe des Brustkorbes.
- Legen Sie die Handflächen aufeinander und heben Sie die Ellbogen so weit, dass sie vor dem Körper eine waagerechte Linie bilden. Die Fingerspitzen zeigen nach oben.
- Schließen Sie die Augen und gehen Sie in sich. Atmen Sie dabei ruhig und gleichmäßig. Verharren Sie mindestens 60 Sekunden in dieser Haltung.
- Lösen Sie die Haltung auf, indem Sie die Hände auseinandernehmen und die Arme neben den Körper sinken lassen. Entspannen Sie sich.

BEDEUTUNG:

Die Haltung dient der Konzentration auf eine bevorstehende Übung. Die Yogis bezeichnen sie auch als Konzentrations- oder Gebetshaltung.

WIRKUNG:

Die Übung bewirkt eine Sammlung des Geistes und einen Rückzug nach innen. Der Alltag wird ausgeblendet, die Gedanken beiseite geschoben. Der Übende richtet mit geschlossenen Augen den Blick nach innen in den Raum seines Körpers. Er sollte ruhig werden.

WIEDERHOLUNGEN:

Diese Haltung kann vor Beginn jeder Übungseinheit eingenommen werden, um den Verstand zu reinigen und den Geist auf die kommenden Übungen vorzubereiten.

EINSCHRÄNKUNGEN:

Die Haltung kann von jedem ohne Einschränkung ausgeführt werden.

SONNENGRUSS FÜR EINSTEIGER 1

SURYA NAMASKAR

- Legen Sie die Handflächen vor der Brust aneinander. Atmen Sie dabei tief aus.
- Führen Sie die Arme über einen großen Bogen von außen über den Kopf und atmen Sie dabei ein.
- Senken Sie die Hände auf die Oberschenkel ab, beugen Sie die Beine (schieben Sie dabei das Gesäß nach hinten/unten) und atmen Sie dabei aus.

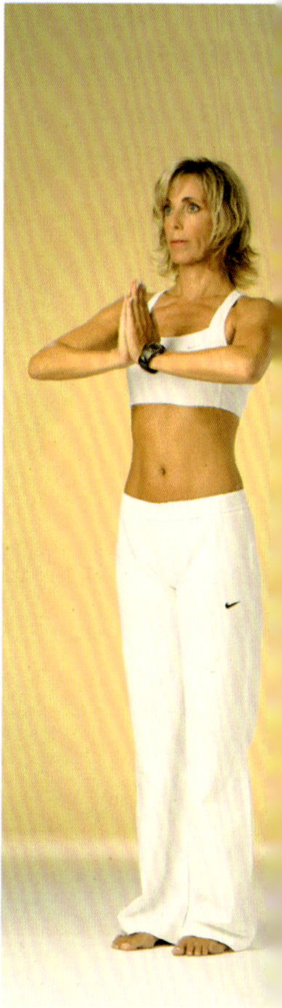

BEDEUTUNG:

Der Sonnengruß ist der Klassiker unter den Yoga-Übungen und eine ideale Aufwärmung für die Asanas. Es sind insgesamt zwölf Körperstellungen, die fließend ineinander übergehen und einen harmonischen Bewegungsablauf bilden. In der Mythologie der Hindus verkörpert der Sonnengott Gesundheit und langes Leben. Mit dem Sonnengruß wird die aufgehende Sonne begrüßt. Er passt also in ein Übungsprogramm am frühen Morgen.

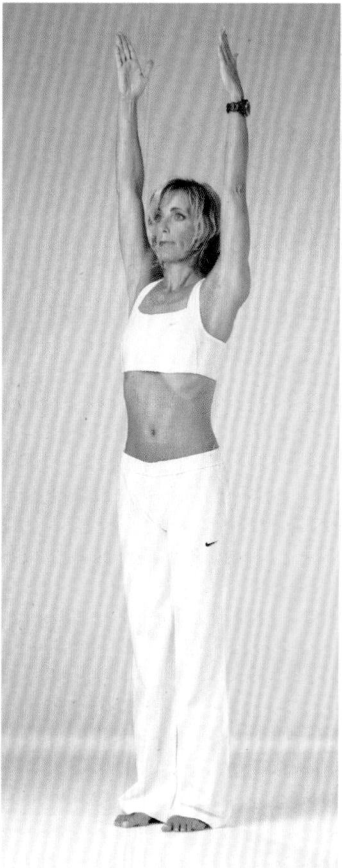

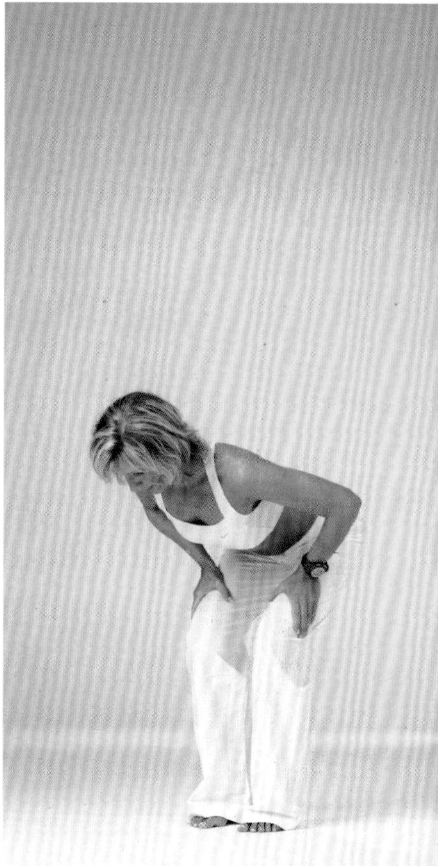

SONNENGRUSS FÜR EINSTEIGER 2

SURYA NAMASKAR

- Die Hände liegen vor den Füßen auf dem Boden.
- Setzen Sie den rechten Fuß weit nach hinten in eine große Schrittstellung. Heben Sie dabei Brustkorb und Kopf etwas an und atmen Sie tief und ruhig ein.

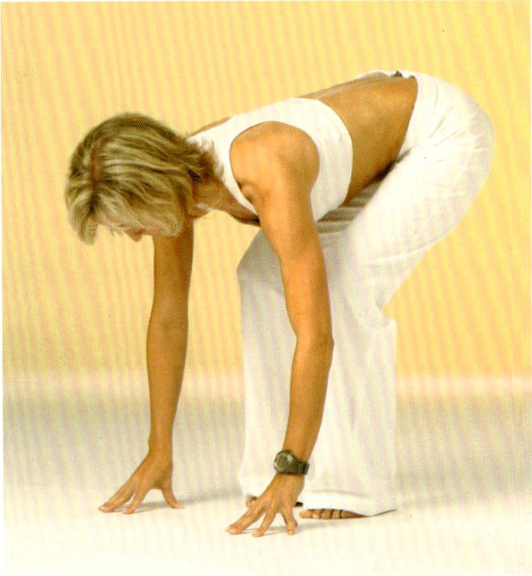

Setzen Sie jetzt den linken Fuß nach hinten neben den rechten und atmen Sie dabei aus. Der gesamte Körper sollte nun in einer geraden Linie gestreckt sein. Jetzt atmen Sie tief ein.

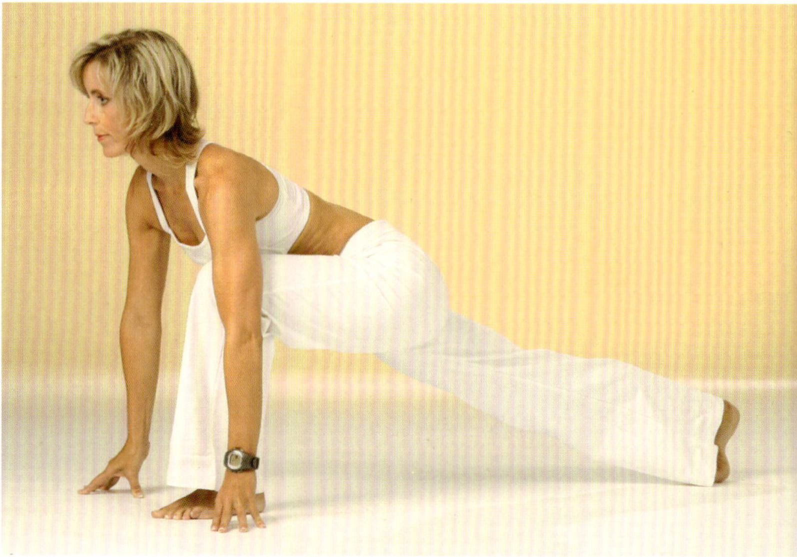

WIRKUNG:

Der Sonnengruß bewirkt die Anregung von Atmung, Kreislauf und Verdauung und somit allgemeine Belebung und Mobilisation aller großen Gelenke (besonders Wirbel, Hüft- und Schultergelenke). Dabei werden auch alle wichtigen Muskelgruppen einbezogen. Verbesserung der Konzentration durch das Zusammenspiel von Atmung und Bewegung

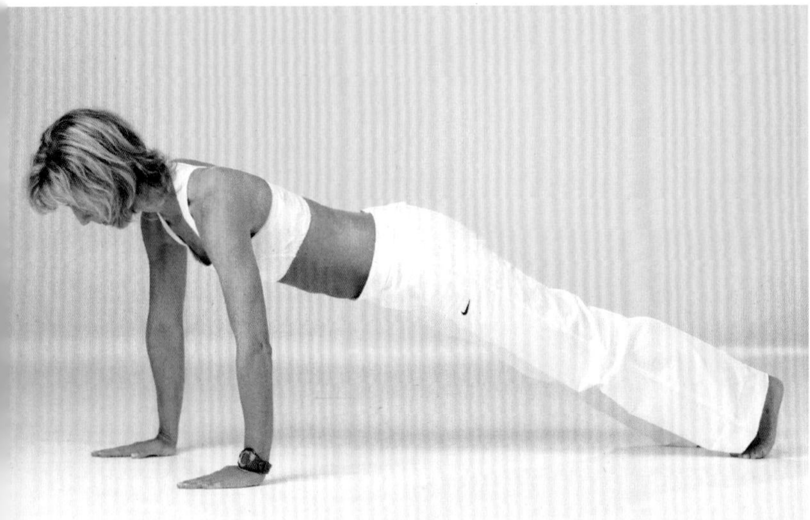

SONNENGRUSS FÜR EINSTEIGER 3

SURYA NAMASKAR

- Aus der gestreckten Position des gesamten Körpers schieben Sie das Gesäß nach oben und atmen dabei aus.
- Ziehen Sie jetzt den linken Fuß wieder nach vorn unter den Oberkörper.
- Nehmen Sie den rechten Fuß heran, sodass beide Füße nebeneinanderstehen.

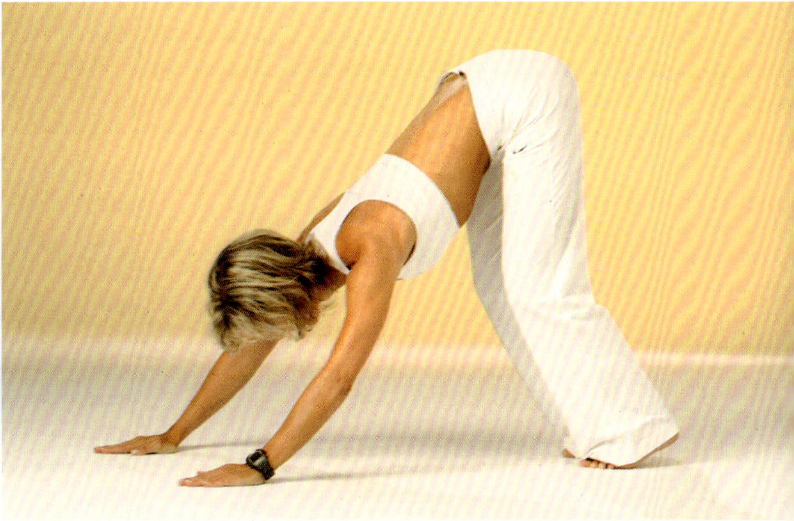

WIEDERHOLUNGEN:

Einsteiger sollten den Bewegungsablauf des Sonnengrußes zwei- bis dreimal wiederholen.

TIPP:

Achten Sie in dieser Phase des Sonnengrußes darauf, dass Ihr Rücken bei diesen Stellungen gerade ist.

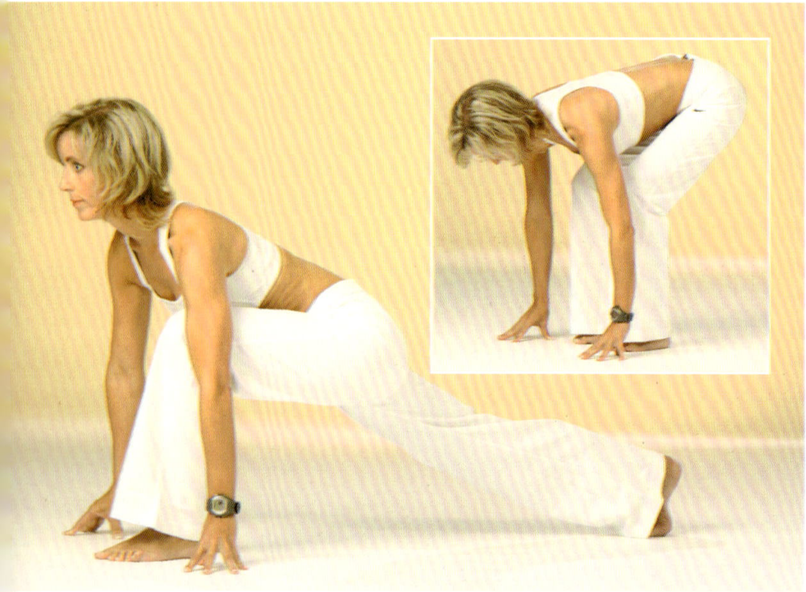

SONNENGRUSS FÜR EINSTEIGER 4

SURYA NAMASKAR

- Aus dieser abgestützten Hocke nehmen Sie die Hände nacheinander auf die Oberschenkel.
- Richten Sie den Oberkörper langsam in einer fließenden Bewegung auf und nehmen Sie dabei die Arme in einem großen Bogen gestreckt über den Kopf. Atmen Sie dabei ein.
- Bei der nächsten Ausatmung legen Sie die Hände aneinander und ziehen die gefalteten Hände vor die Brust.

TIPP:

Üben Sie anfänglich betont langsam; je schneller Sie dann mit der Zeit den Sonnengruß ausführen können, desto stärker werden Sie die Anstrengung empfinden.

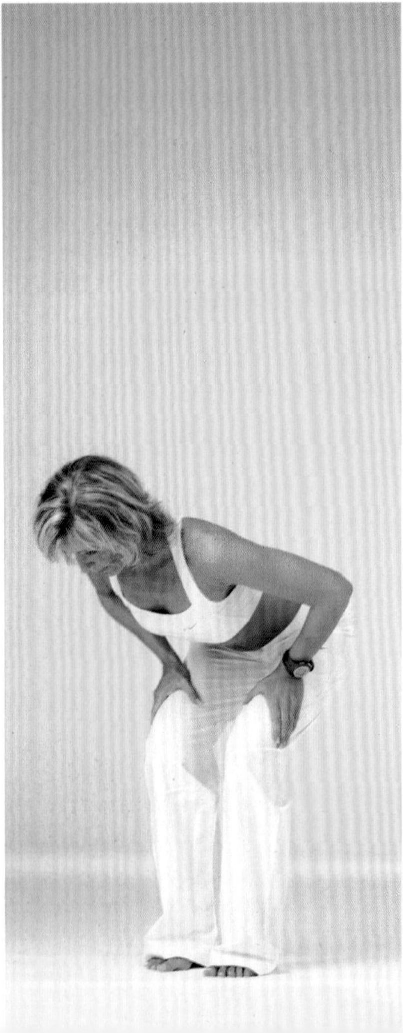

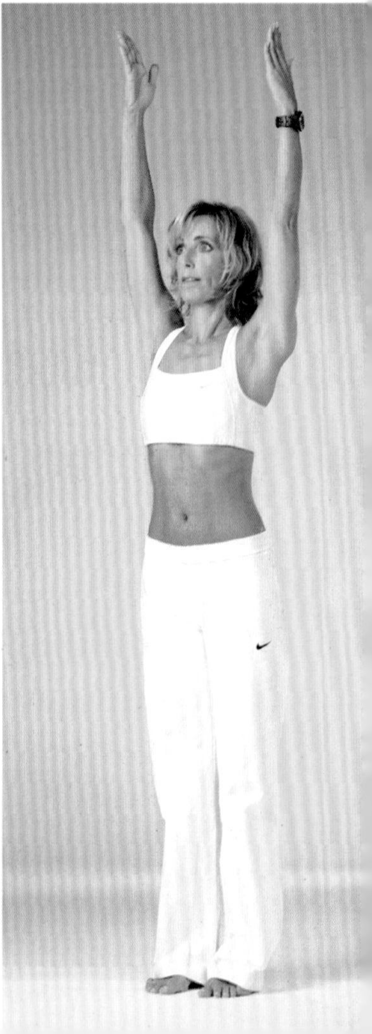

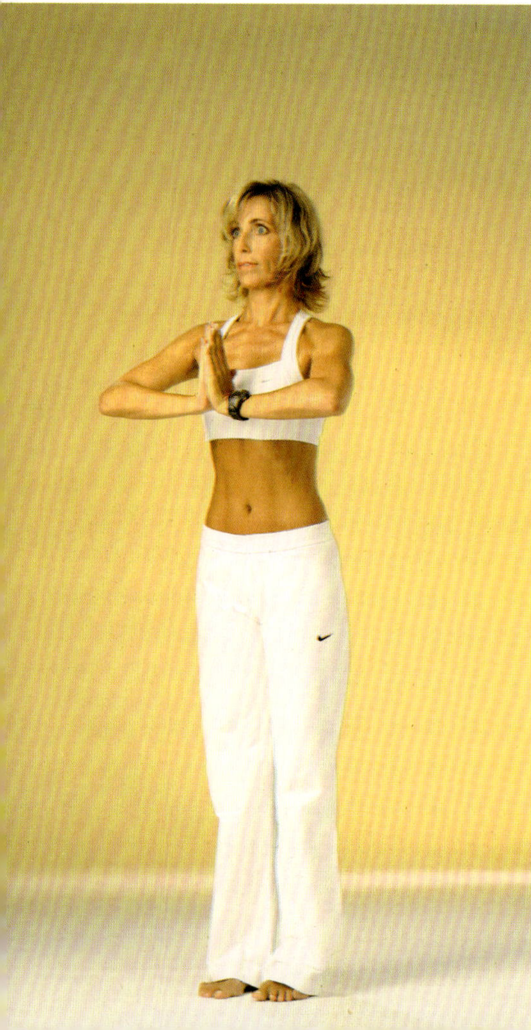

SONNENGRUSS FÜR GEÜBTE 1

SURYA NAMASKAR

- Die ersten beiden Phasen des Sonnengrußes unterscheiden sich bei Yoga-Geübten nicht von den Positionen für Einsteiger.
- Setzen Sie nun beide Hände am Boden vor den Füßen ab und versuchen Sie dabei, die Knie zu strecken und den Kopf entspannt hängen zu lassen.
- Die Wirbelsäule sollte möglichst gerade bleiben. Atmen Sie dabei deutlich durch die Nase aus.

BEDEUTUNG:

In der Mythologie der Hindus wird der Sonnengott als Symbol für ein langes Leben verehrt. Der Gruß an die Sonne oder an den Sonnengott besteht meist aus zwölf aufeinanderfolgenden Asanas. Traditionell wird er in der Morgendämmerung geübt. Er passt jedoch zu jeder Tageszeit als Vorbereitung für die Asanas.

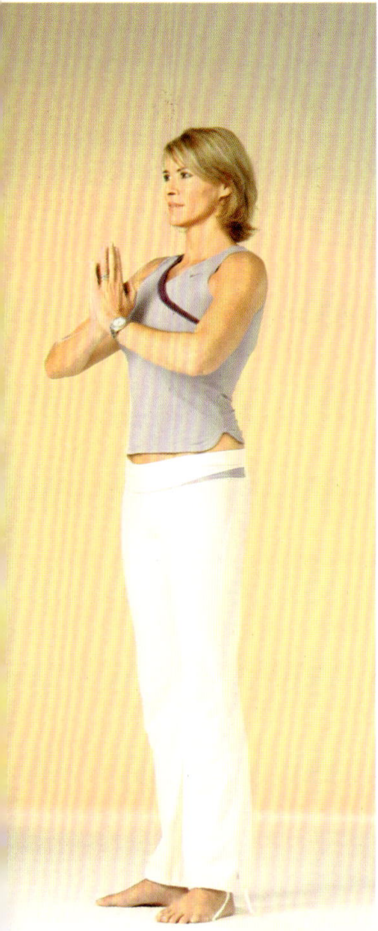

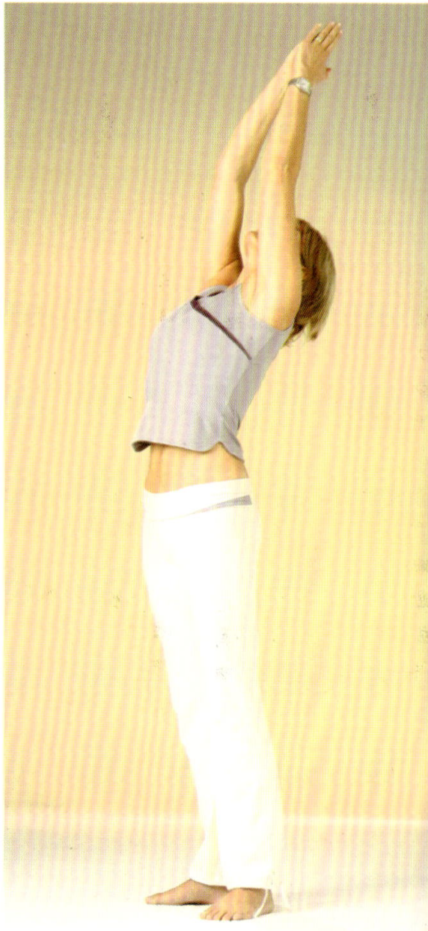

WIRKUNG:

Der gesamte Sonnengruß in der Version für Geübte (Seiten 82 – 90) regt Atmung und Verdauung an, hält den Geist wach, stabilisiert den Rumpf und mobilisiert alle großen Gelenke. Die erste Übung wirkt gezielt auf die Wirbelsäule.

EINSCHRÄNKUNGEN:

Bitte beachten Sie:
Einsteiger und Übende mit Rücken- oder Knieproblemen sollten die für sie zusammengestellten vier Einsteigerübungen auswählen.

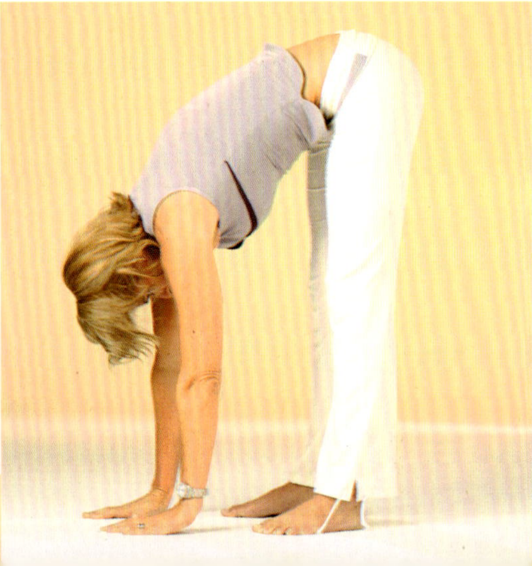

SONNENGRUSS FÜR GEÜBTE 2

SURYA NAMASKAR

- Aus dieser Position mit gestreckten Knien bringen Sie nun Ihr rechtes Bein weit zurück. Atmen Sie dabei tief ein.
- Setzen Sie jetzt Ihr linkes Bein parallel zum hinteren rechten Bein ab und atmen Sie dabei aus.
- Verharren Sie kurz in dieser „Brettposition" und atmen Sie dabei tief ein. Senken Sie jetzt beim Ausatmen Ihren geraden Körper durch Beugen der Ellbogen langsam ab.

WIRKUNG:

Bei dieser Übung werden die Hüftbeuger gedehnt und der Rumpf gekräftigt.

EINSCHRÄNKUNGEN:

Bei Beschwerden mit dem Rücken, mit den Knien oder der Schulter wie auch bei zu hohem Blutdruck und der Neigung zu Schwindel bleiben Sie bitte bei der Version für Einsteiger (Seiten 72 - 81)

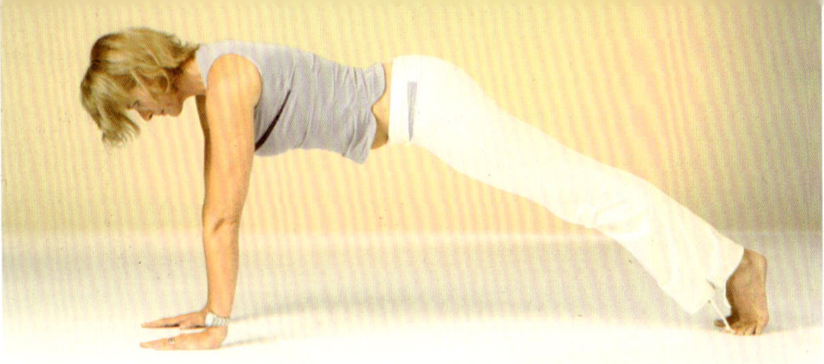

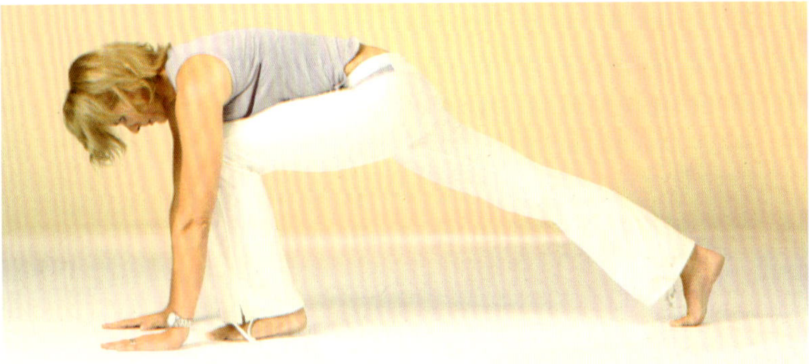

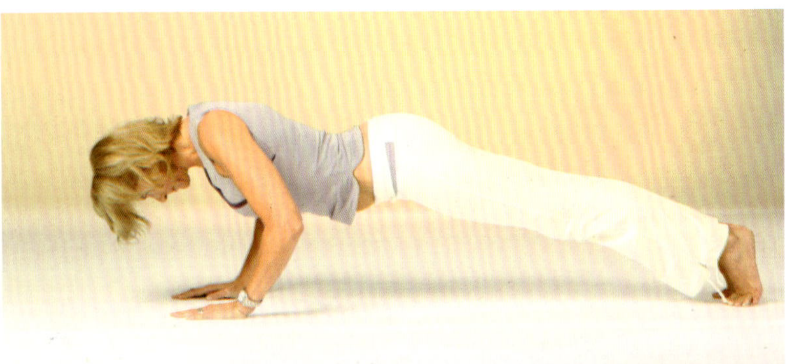

SONNENGRUSS FÜR GEÜBTE 3

SURYA NAMASKAR

- Bleiben Sie noch in dieser tief gehaltenen Brettposition und atmen Sie dabei ein. Beim Ausatmen senken Sie langsam Ihr Becken ab und spannen Ihr Gesäß fest an.
- Atmen Sie jetzt noch einmal tief ein und schieben Sie dann beim Ausatmen langsam das Becken nach oben.
- Strecken Sie dabei Ihre Knie und lassen Sie den Rücken gerade. Atmen Sie tief ein und setzen Sie dabei Ihr linkes Bein weit nach vorn.

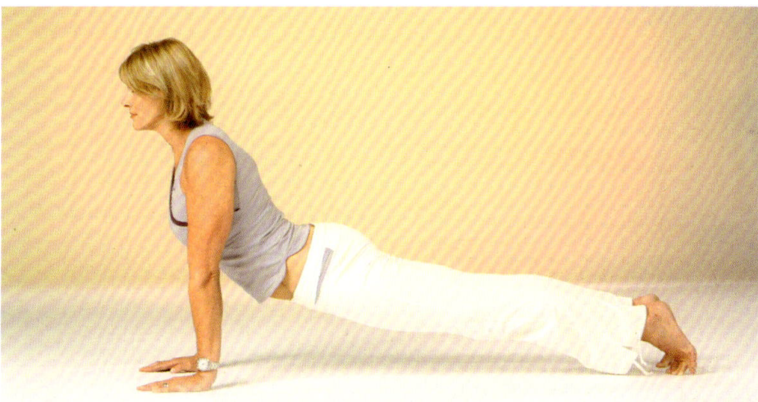

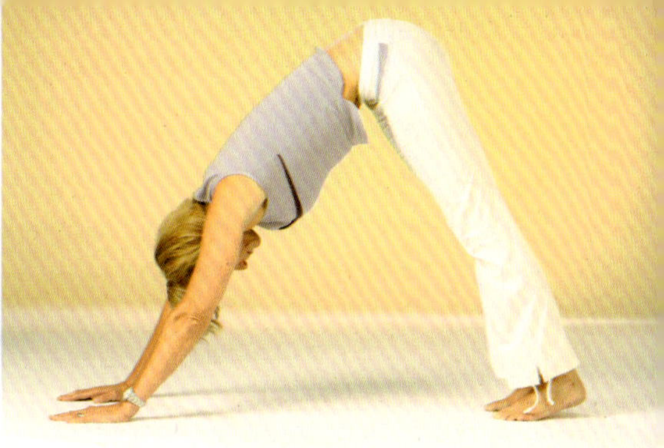

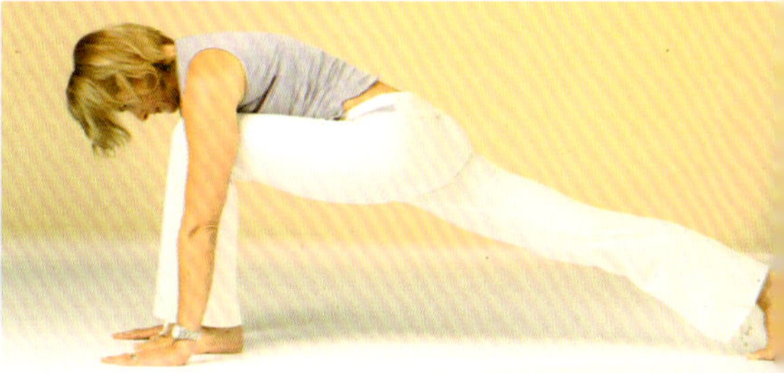

WIRKUNG:

In dieser Phase des Sonnengrußes wird die Brustwirbelsäule gestreckt; die Bein- und Hüftbeuger werden gedehnt.

WIEDERHOLUNGEN:

Beginnen Sie mit drei Sonnengrüßen. Mit der Zeit können Sie bis auf zehn steigern.

SONNENGRUSS FÜR GEÜBTE 4

SURYA NAMASKAR

- Aus dieser Position, die der eines Läufers beim Start ähnelt, holen Sie nun beim Ausatmen das hintere (rechte) Bein heran.
- Richten Sie sich jetzt langsam beim Einatmen Wirbel für Wirbel auf und bringen Sie die Arme wieder weit über den Kopf.
- Senken Sie beim Ausatmen beide Arme wieder in die Gebetsstellung vor die Brust ab.

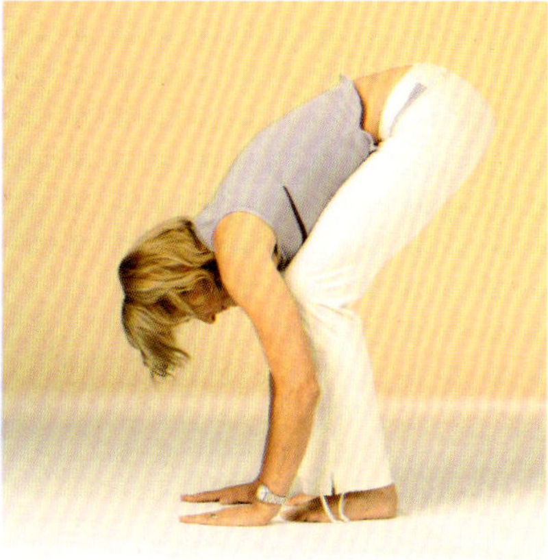

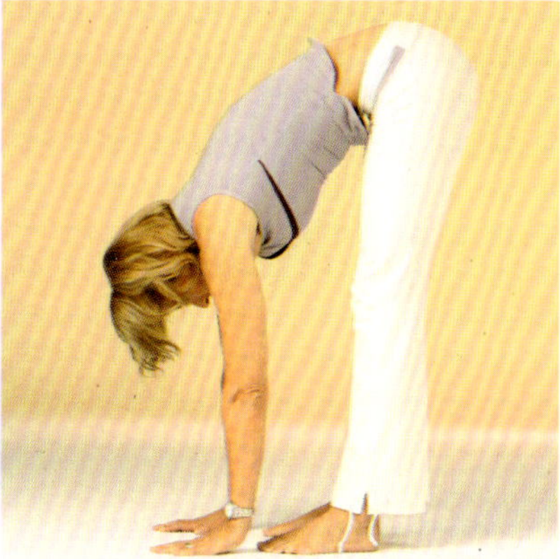

WIRKUNG:

Die letzte Phase des Sonnengrußes für Geübte mobilisiert noch einmal die gesamte Wirbelsäule.

EINSCHRÄNKUNGEN:

Wer sich gesund fühlt, hat keine Probleme mit der Einsteigerversion. Überschätzen Sie sich aber nicht und wagen Sie sich erst an die Version für Geübte, wenn Sie sich an den einfachen Sonnengruß gewöhnt haben, Ihnen die Bewegungsabfolge vertraut ist und keinerlei Mühe mehr macht.

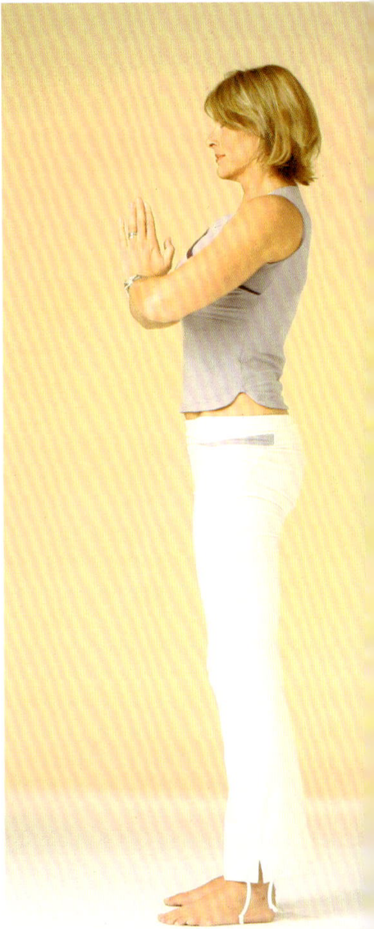

BERG
TADASANA

- Stehen Sie aufrecht. Die Füße sind parallel und etwa hüftbreit voneinander entfernt.
- Die gesamte Wirbelsäule bleibt in ihrer natürlichen Haltung. Richten Sie sich bewusst auf, halten Sie den Kopf aufrecht und empfinden Sie ihn als Verlängerung Ihrer Wirbelsäule.
- Ziehen Sie nun die Schulterblätter nach hinten und unten und weiten Sie dadurch den Brustkorb.
- Dabei heben Sie die Arme gestreckt zur Seite, aber nicht rechtwinklig, sondern in einem Winkel von 45 Grad, sodass die Fingerspitzen seitlich von Ihnen auf den Boden zeigen. Atmen Sie dabei tief ein und aus und verharren Sie einige Atemzüge lang.

BEDEUTUNG:

Der Berg ist nur auf den ersten Blick eine einfache Position: Sie sollen ja nur aufrecht und unbeweglich wie ein Berg stehen. Sie werden aber die Erfahrung machen, dass diese Position durchaus anspruchsvoll ist und Konzentration erfordert.

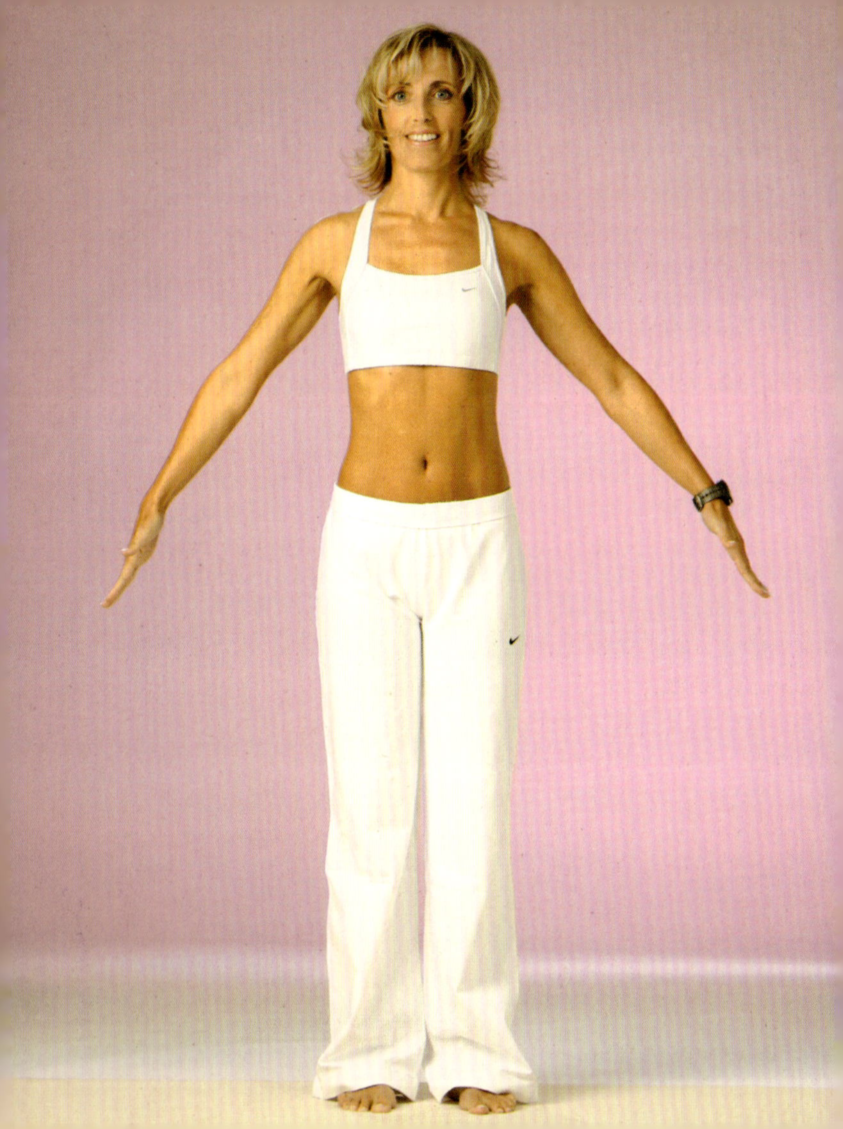

WIRKUNG:

Die Übung zur aufrechten Haltung soll Körper und Geist zur Ruhe bringen. Sie öffnet den Brustkorb, erleichtert die Atmung und unterstützt eine aufrechte Körperhaltung.

WIEDERHOLUNGEN:

Wiederholen Sie den Wechsel von Spannung und Entspannung vier- bis sechsmal. Mit der Zeit können Sie die Zahl der Wiederholungen ebenso steigern wie die Intensität der Muskelkontraktion.

EINSCHRÄNKUNGEN:

Der Berg kann von jedermann ohne Einschränkung geübt werden. Achten Sie aber darauf, dass Sie die Schulterblätter nur so weit zurückziehen, wie Ihre Wirbelsäule in ihrer natürlichen Position bleibt. Wenn Sie sie zu weit nach hinten ziehen, fallen Sie ins Hohlkreuz. Und das sollten Sie unbedingt vermeiden.

BAUM

VRIKSHASANA

- Beginnen Sie mit der einfachen Version des Baumes (Bild links). Erst wenn Sie sich sicher fühlen, probieren Sie die Version für Fortgeschrittene (Bild rechts) aus.
- Im aufrechten Stand verlagern Sie das Gewicht auf das linke Bein und legen den rechten Fuß unten an den Unterschenkel des linken Beines (Bild links).
- Lassen Sie das Knie des Standbeines leicht gebeugt, das gibt sicheren Stand.
- Führen Sie nun die Handflächen vor der Brust aneinander. Verharren Sie 3-4 Atemzüge in dieser Position und senken Sie beim Ausatmen die Arme ab.
- Üben Sie dann den Baum auf der anderen Körperseite (rechtes Standbein).

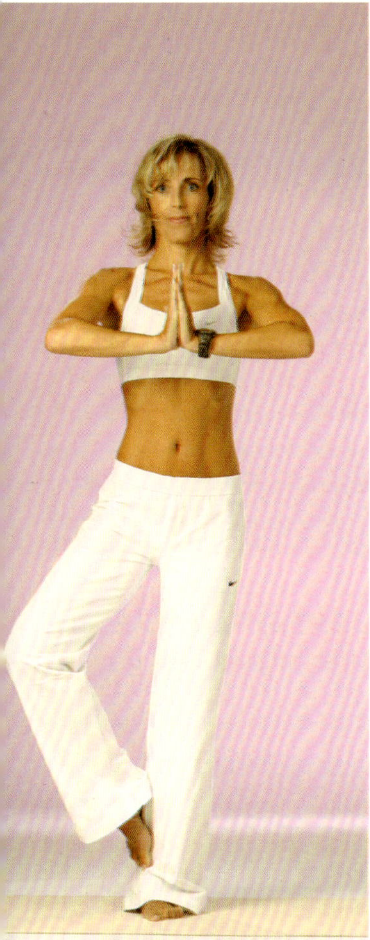

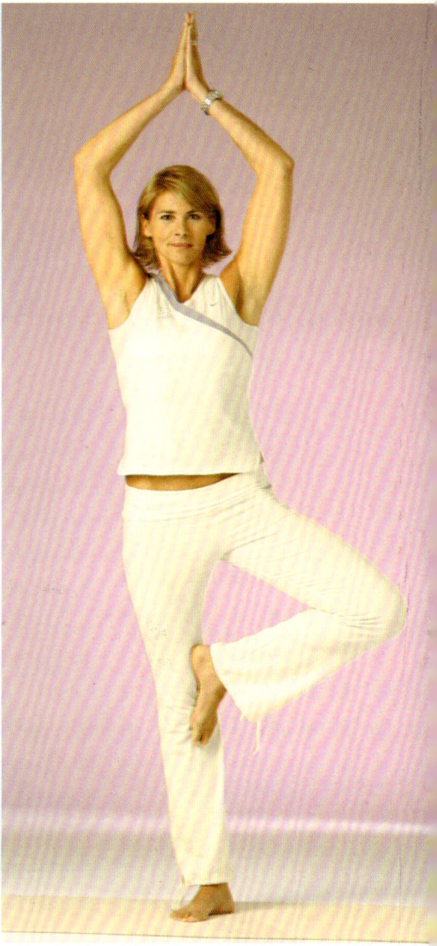

BEDEUTUNG:

Die Baumposition erinnert an einen Baum, der - durch die Füße - tief mit der Erde verwurzelt ist und hoch in den Himmel wächst (Arme). Diese Stellung vermittelt ein schönes Gefühl von innerer Ruhe und Frieden.

WIRKUNG:

Über das Gleichgewichtsorgan im Innenohr wirkt die Übung anregend auf das Gehirn. Wie das Hören lässt mit zunehmendem Alter auch der Gleichgewichtssinn nach. Das hängt aber auch mit dem mangelnden Training im Alltag zusammen. Wer - außer spielenden Kindern - balanciert noch auf einem Baumstamm?

Der Baum trainiert nicht nur Gleichgewichtssinn und Konzentration, sondern hat auch eine allgemein beruhigende Wirkung.

TIPP:

Wenn Sie sich zu Beginn sehr unsicher fühlen oder immer wieder das Gleichgewicht verlieren, stellen Sie ruhig die Fußspitze am Boden neben dem anderen Fuß ab. Hilfreich ist es auch, einen Punkt in Augenhöhe zu fixieren.

HELD (KRIEGER 2)

Die Bewegungsausführung für Fortgeschrittene unterscheidet sich nur dadurch, dass Sie noch mehr Gesäßmuskulatur „aufbauen“, bevor Sie Arme und Oberkörper etwas mehr zurücklehnen. Richten Sie Ihren Blick zu den Händen über Ihrem Kopf.

BEDEUTUNG:

Die Haltung des Kriegers, der im Ausfallschritt seine Hände zur Sonne streckt, vermittelt Kraft, Eleganz und Mut. Gleichzeitig wird Standfestigkeit demonstriert - so als ob die Füße im Boden verwurzelt seien.

WIRKUNG:

In der Kriegerhaltung wird die bei den meisten Menschen verkürzte Hüftbeugemuskulatur gedehnt und damit einer Hohlkreuzhaltung vorgebeugt. Die Lendenwirbelsäule wird gestreckt und die Brustwirbelsäule aufgerichtet, was sich auch auf das Atemvolumen auswirkt.

WIEDERHOLUNGEN:

Halten Sie die Kriegerposition mindestens zehn ruhige Atemzüge lang. Mit der Zeit können Sie die Belastung behutsam steigern, indem Sie den Ausfallschritt tiefer machen.

EINSCHRÄNKUNGEN:

Behutsam geübt, ist die Kriegerposition in der Einsteigerversion durchaus für jedermann geeignet.

TIPP:

Stellen Sie sich vor, dass Sie sich mit den Fingerspitzen zur Decke ziehen wollen, während Sie gleichzeitig an der Hüfte nach unten gezogen werden.

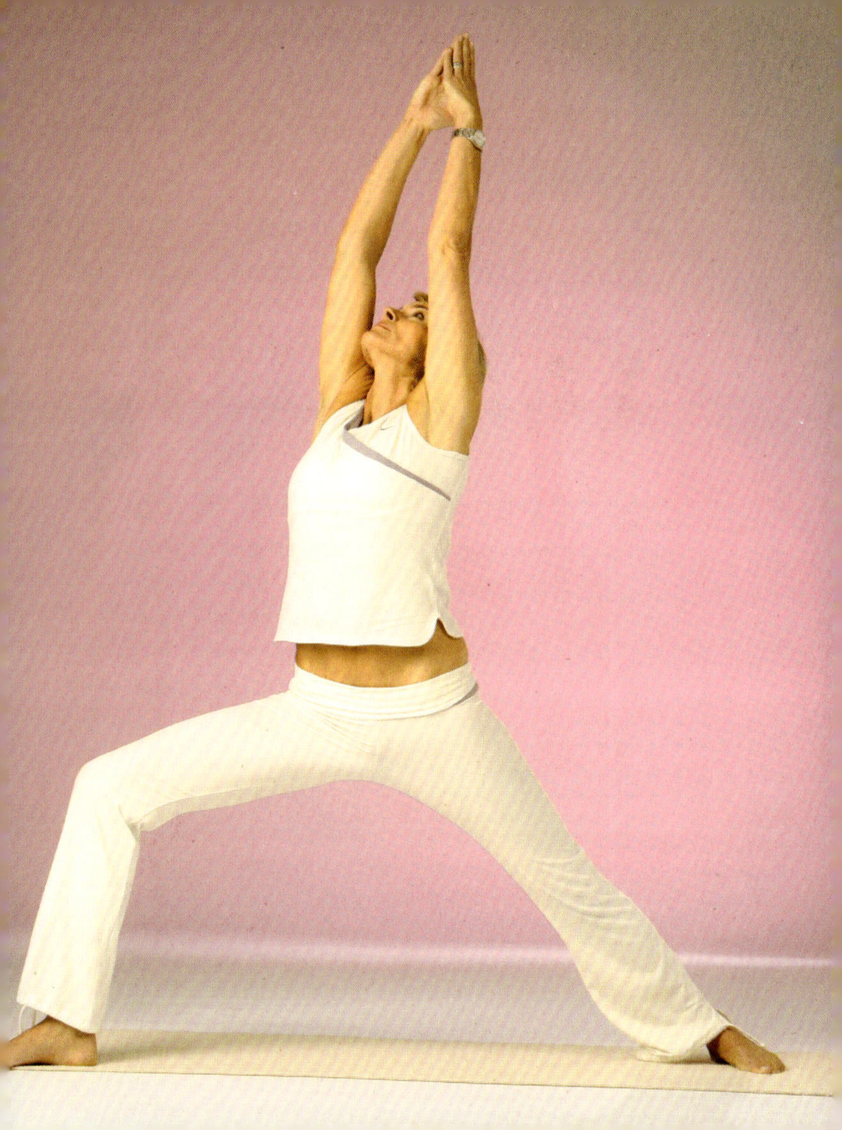

DREIECK

TRIKONASANA

- Für Einsteiger (Bild rechts):
  Stellen Sie sich mit gegrätschten, weit geöffneten Beinen aufrecht hin. Beugen Sie Ihr rechtes Bein. Neigen Sie jetzt Ihren Oberkörper beim Ausatmen nach rechts, wobei der linke, gestreckte Arm nach oben zeigt und der rechte Unterarm auf der Mitte des rechten Oberschenkels ruht.
- Verharren Sie kurz in dieser Position und gehen Sie beim Einatmen langsam in die Ausgangsposition zurück. Wiederholen Sie die Übung dann zur anderen Seite.
- Für Geübte (Bild Seite 103): Stellen Sie sich mit gegrätschten, weit geöffneten Beinen aufrecht hin. Strecken Sie die Arme aus. Senken Sie jetzt beim Ausatmen den Oberkörper weit zur rechten Seite und lassen Sie dabei die rechte Hand am Bein entlang Richtung Boden gleiten.
- Stützen Sie sich am Sprunggelenk ab und konzentrieren Sie sich auf eine gestreckte, gerade Haltung.

- Verharren Sie kurz in dieser Position und gehen Sie langsam in die Ausgangsposition zurück.
- Wiederholen Sie die Übung dann zur anderen Seite.

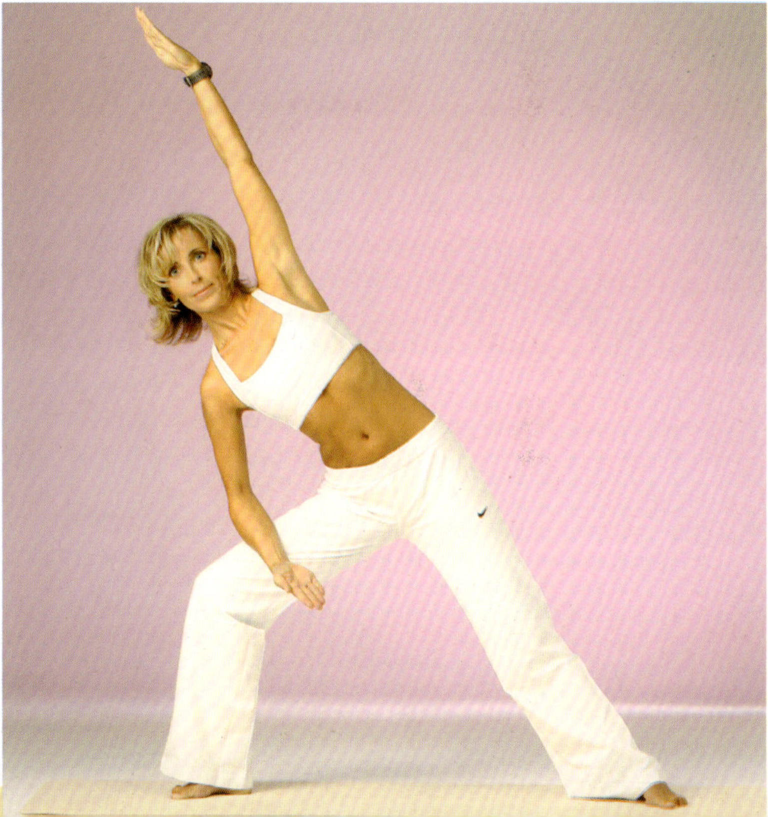

BEDEUTUNG:

In der Tradition des Yoga steht das Dreieck für die Dreieinigkeit; es gilt auch in vielen Kulturen außerhalb Indiens als bedeutendes Symbol. Beim Dreieck bilden Rumpf, Arme und Beine verschiedene Dreiecke.

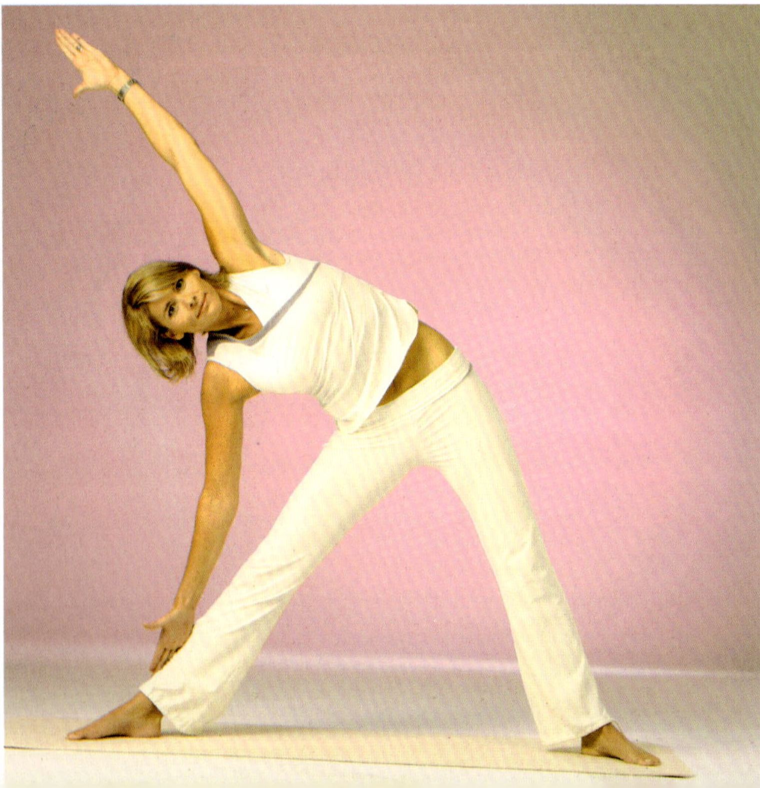

HELD (KRIEGER 1)

VIRABHADRASANA I

- Für Einsteiger (Bild Seite 98): Stellen Sie sich mit weit geöffneten Beinen in einen aufrechten Stand. Die Beine sind gestreckt. Heben Sie nun beim Einatmen die Arme über den Kopf, wobei die Handflächen nach oben zeigen, bis die Hände aneinanderliegen.
- Drehen Sie den linken Fuß nach innen und den rechten Fuß nach außen. Drehen Sie das rechte Bein und den Rumpf aus der Hüfte heraus nach rechts. Beugen Sie nun das rechte Bein und schieben Sie die Hüfte nach unten.
- Verharren Sie einige Atemzüge lang und strecken Sie dann beim Einatmen das rechte Bein. Anschließend drehen Sie sich wieder nach vorn, senken die Arme und atmen dabei ruhig aus.
- Führen Sie die Übung zur anderen Seite aus.

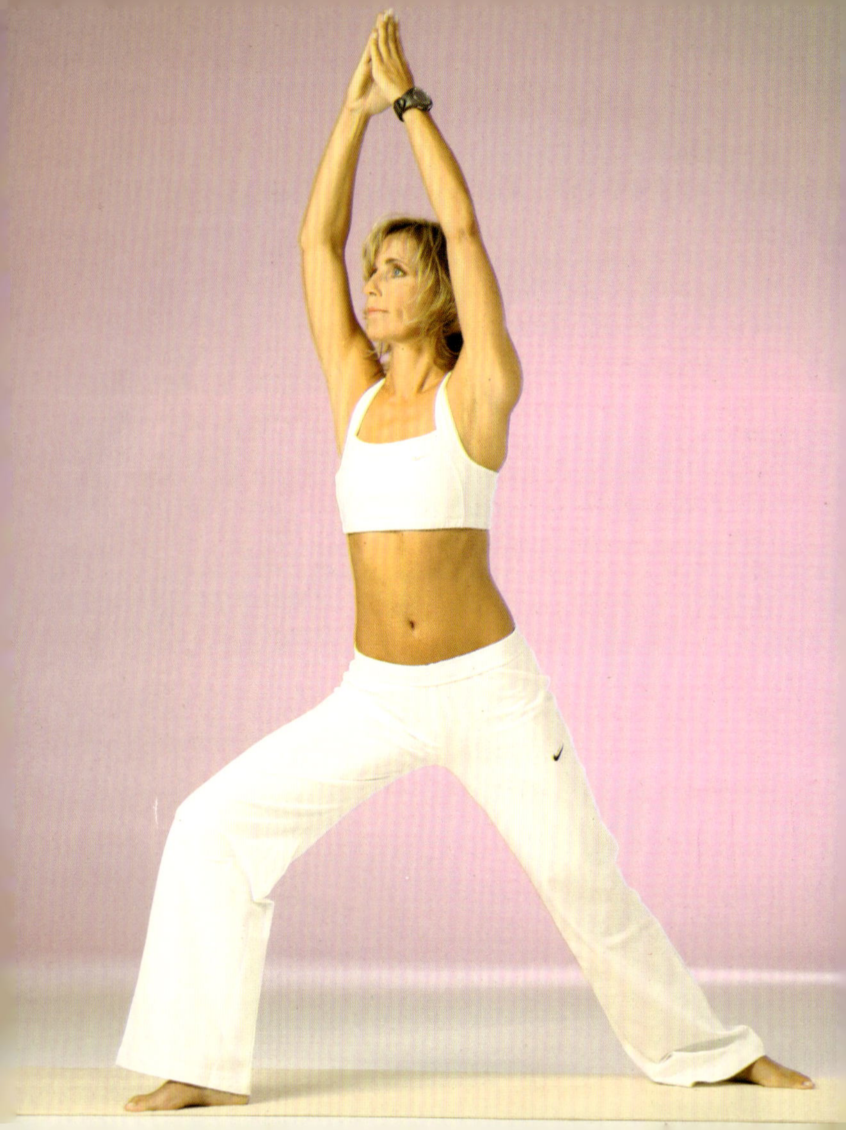

WIRKUNG:

Das Dreieck stärkt die Beinmuskulatur und verhilft dadurch zu mehr Standfestigkeit. Die seitliche Rumpfmuskulatur wird gedehnt und die Zwerchfellatmung angeregt.

WIEDERHOLUNGEN:

Drei Wiederholungen im Wechsel sollten es schon sein.

EINSCHRÄNKUNGEN:

Die Version für Einsteiger kann problemlos von jedermann durchgeführt werden. Das fortgeschrittene Dreieck sollte nur von Geübten praktiziert werden, die schon ein recht gutes Körpergefühl besitzen und keine Rückenprobleme haben!

VARIANTE:

Eine weitere Variante für Geübte besteht darin, den Kopf zu der nach oben gestreckten Hand zu drehen und den Blick darauf zu richten.

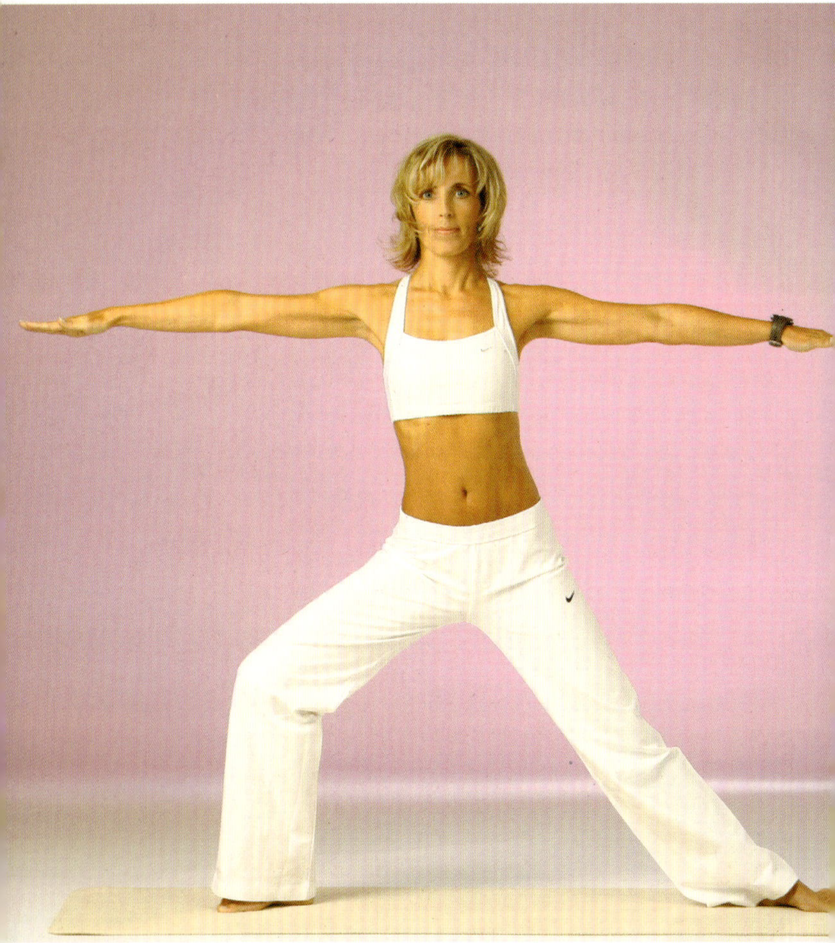

HELD (KRIEGER 3)

VIRABHADRASANA II

- Stehen Sie aufrecht und breitbeinig (Beine breiter als die Schulterposition).
- Strecken Sie die Arme in Schulterhöhe zur Seite aus und drehen Sie die Handflächen nach unten.
- Drehen Sie nun den rechten Fuß nach außen. Atmen Sie aus und verlagern Sie das Körpergewicht auf das rechte Bein, indem Sie es beugen. Spüren Sie, wie dabei die linke Oberschenkelinnenseite gedehnt wird.
- Halten Sie die Position 20–30 Sekunden und strecken Sie dann Ihr rechtes Bein wieder, bis Sie die Ausgangsposition erreicht haben.
- Die Übung zur anderen Seite wiederholen.

BEDEUTUNG:

Virabhadrasana war ein großer Krieger eines epischen Gedichtes des indischen Dramatikers Kalidasa aus dem 5. Jahrhundert.

WIRKUNG:

Die Übung stärkt die Beinmuskulatur und verhilft zu mehr Standfestigkeit.

WIEDERHOLUNGEN:

Wichtiger als die Zahl der Wiederholungen (drei bis fünf reichen aus) ist beim Krieger das Gefühl des sicheren und selbstbewussten unverrückbaren Standes.

EINSCHRÄNKUNGEN:

Lassen Sie die Schultern tief, d. h. vermeiden Sie das Hochziehen der Schultern, weil das zu Verspannungen führt. Stellen Sie sich einfach vor, dass jemand Sie an den Fingerspitzen auseinanderzieht, so richten Sie den Rumpf schön auf. Achten Sie darauf, gerade wenn Sie Knieprobleme haben, dass beim gebeugten Bein das Knie über der Ferse steht. Wenn Sie das Knie weiter nach vorn schieben, steigt die Belastung des Gelenks!

ADLER 1

GARUDASANA

- Für Einsteiger (Bild rechts): Ausgangsposition ist der gerade Stand mit hüftbreiter Fußstellung. Verlagern Sie nun Ihr Körpergewicht auf das rechte Bein, heben Sie den linken Fuß und legen Sie ihn über den rechten Oberschenkel.
- Die Arme werden auf Brusthöhe gekreuzt und die Finger ineinander verschränkt. Halten Sie diese Stellung einige Atemzüge lang und wechseln Sie dann auf das andere Bein.

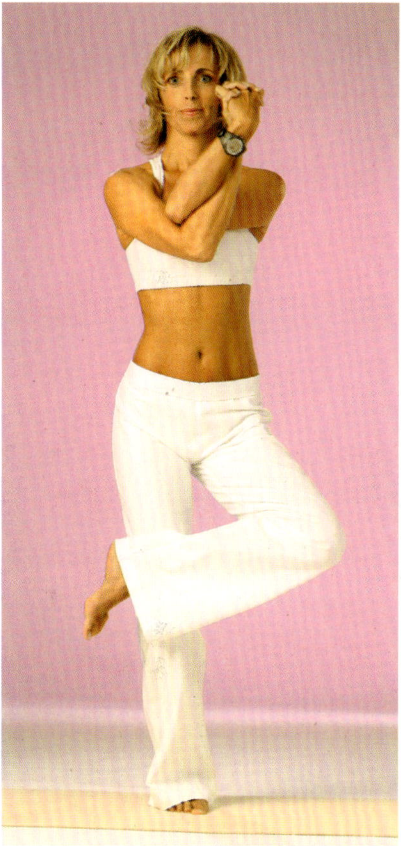

ADLER 2

GARUDASANA

◐ Für Geübte: Die Standposition sowie die Position der Arme und Hände sind unverändert (Bild Seite 109). Steigern Sie jetzt die Intensität noch, indem Sie Ihr Standbein deutlich mehr beugen und das übergeschlagene Bein um das Standbein herumwinden.

BEDEUTUNG:

Diese Übung ist nach dem mythologischen Adler Garuda benannt, der den Körper eines Menschen, aber den Kopf und die Flügel eines Adlers hat. Man benötigt dazu eine gute Standfestigkeit, Gleichgewicht und Konzentrationsfähigkeit.

WIRKUNG:

Der Adler verbessert die Durchblutung der Beine, kräftigt die Oberschenkelmuskulatur, stärkt den Kreislauf und lockert die Muskulatur zwischen den Schulterblättern.

WIEDERHOLUNGEN:

Lösen Sie den Adler wieder auf, wenn Sie spüren, dass Ihr Standbein verkrampft. Hier geht es weniger um eine bestimmte Zahl der Wiederholungen, sondern um eine korrekte und intensive Ausführung. Mit der Zeit können Sie graduell die Beugung des Standbeines steigern.

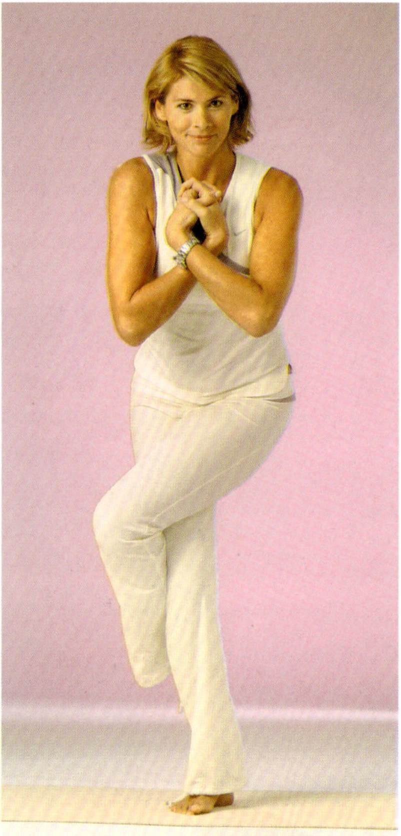

TIPP:

Wenn Sie das Standbein wirklich beugen, haben Sie einen sicheren Stand. Wie bei allen Übungen, die den Gleichgewichtssinn fordern, kann es hilfreich sein, mit den Augen einen bestimmten Punkt zu fixieren.

WAAGE

UTTHITA SATYESHIKASANA

- Verlagern Sie Ihr Gewicht auf das linke Bein und strecken Sie das andere Bein leicht nach hinten, wobei Sie sich noch mit den Zehenspitzen abstützen.
- Jetzt verlagern Sie das gesamte Gewicht des Oberkörpers mit beiden Armen langsam nach vorn.
- Versuchen Sie jetzt, sich in eine waagerechte Position zu bringen, d. h. den Oberkörper so zu beugen und das ausgestreckte hintere Bein so zu heben, dass Arme, Rumpf und freies Bein in der Waagerechten eine gerade Linie bilden. Üben Sie die Waage dann auf dem rechten Bein.

BEDEUTUNG:

Die Waage verbessert den Gleichgewichtssinn, der im Alltag wenig gefordert wird und sich mit zunehmendem Alter verschlechtert. Schuld daran ist nicht nur die abnehmende Durchblutung des Gleichgewichtsorgans, sondern auch die fehlende Beschäftigung mit der Balance.

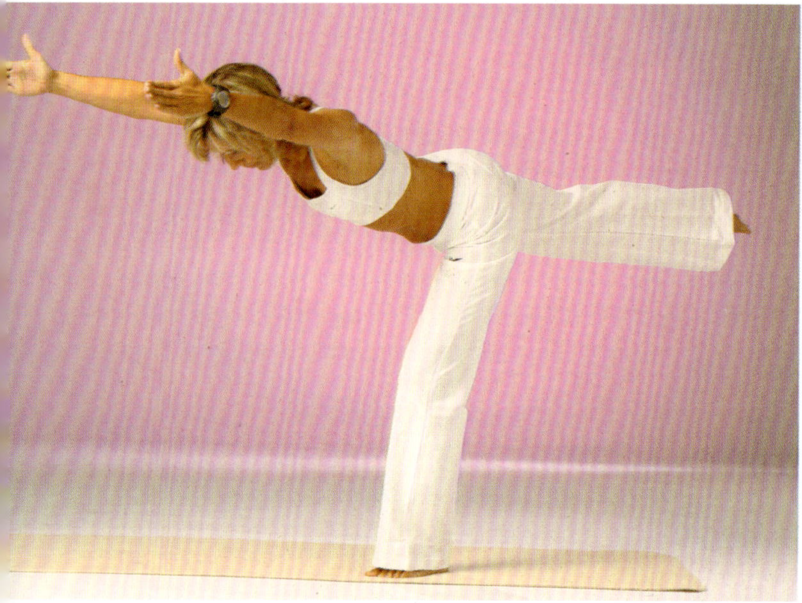

WIRKUNG:

Die Waage kräftigt die Muskulatur der Beine und des Gesäßes, stärkt die gesamte Muskulatur auf der Rückseite des Körpers, trainiert den Gleichgewichtssinn und wirkt - wenn man sich an einen ruhigen Stand gewöhnt hat - entspannend und harmonisierend.

WIEDERHOLUNGEN:

Wiederholen Sie die Übung auf jedem Bein zwei- bis viermal, solange Sie sich dabei wohlfühlen.

TIPP:

Zu Beginn des Übens reicht es, wenn Sie den Oberkörper nur so weit senken, wie Sie sich sicher fühlen. Immer aber sollten Rumpf und das freie Bein eine Gerade bilden. Nach einiger Zeit des Übens kommen Sie dann bestimmt auch in die Waagerechte. Sollten Sie am Anfang Probleme mit der Waage haben, können Sie auch einen Stuhl zu Hilfe nehmen.

HALBMOND 1

ANJANEYASANA

- Für Einsteiger: Knien Sie sich auf den Boden und bringen Sie den rechten Fuß nach vorn auf den Boden. Das rechte Knie sollte hinter der rechten Fußspitze bleiben. Bringen Sie Ihr linkes aufgesetztes Bein zurück.
- Nehmen Sie Ihre Arme über den Kopf und führen Sie Ihre Handflächen zusammen. Ihr Blick richtet sich geradeaus. Sie spüren deutlich den Dehneffekt im Hüftbereich; schieben Sie diese nach vorn, verstärkt er sich. Bleiben Sie in der leicht vorgeschobenen Position drei bis vier Atemzüge lang.

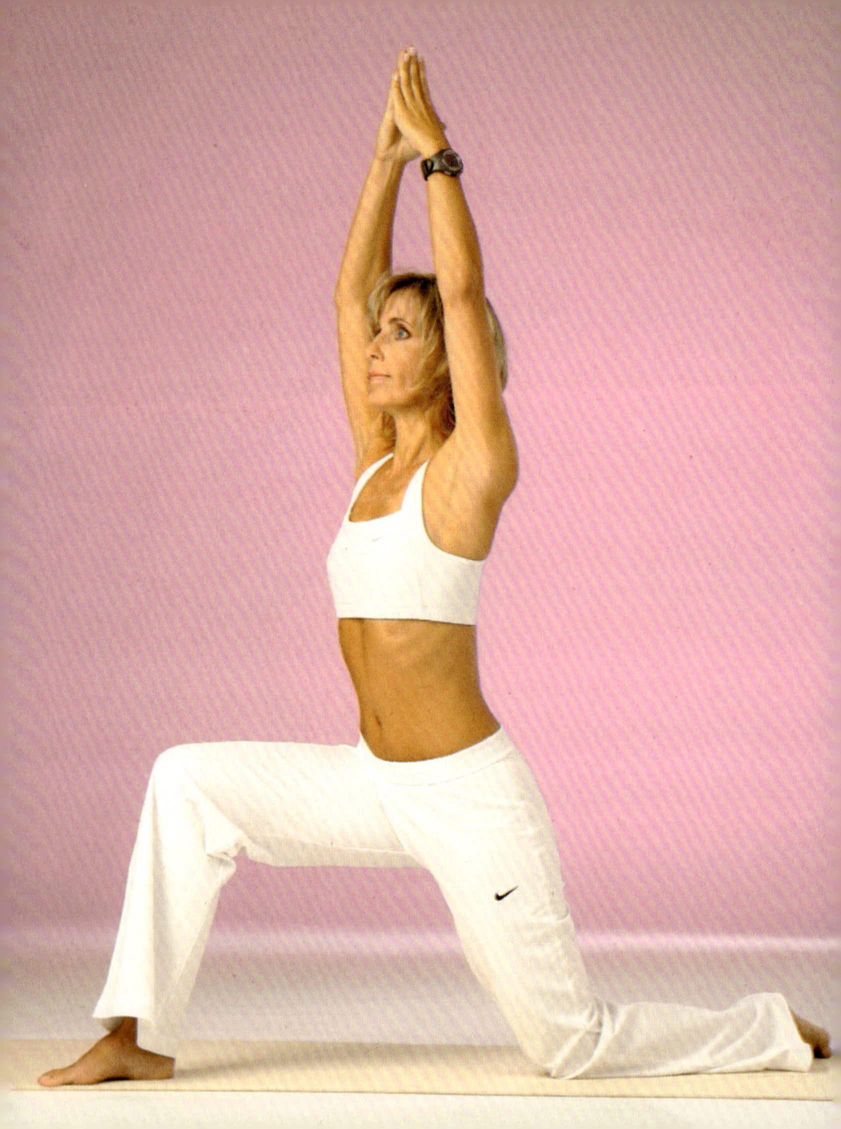

HALBMOND 2

ANJANEYASANA

- Für Geübte: Beginnen Sie den Halbmond wie in der Einsteigervariante auf Seite 115. Nehmen Sie Ihr hinteres Bein jedoch deutlich weiter zurück. Bringen Sie beide Arme über den Kopf und legen Sie die Handflächen aneinander. Spannen Sie Ihr Gesäß an und lehnen Sie sich leicht zurück. Sie spüren deutlich die Dehnung in der Hüftbeugemuskulatur.
- Ihr Blick richtet sich nach oben und folgt den Händen. Verstärken Sie die Dehnung wiederum durch intensives Anspannen des Gesäßes. Bleiben Sie in der maximalen Dehnung drei Atemzüge lang und gehen Sie dann wieder in eine bequemere Position zurück.

BEDEUTUNG:

Der Mond verkörpert bei den Indern die weibliche Seite des Menschen. Die Position des Halbmondes öffnet die Brust und wirkt dadurch auf Ihre Herzenergie.

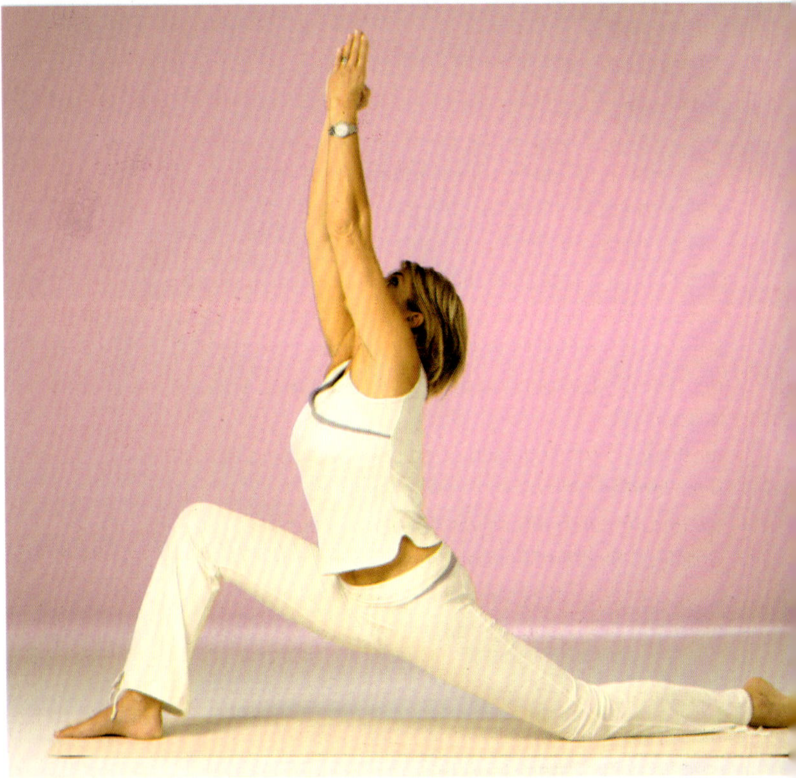

WIRKUNG:

Auch beim Halbmond ist der Gleichgewichtssinn gefordert, mehr aber noch eine allgemeine Beweglichkeit, vor allem der Hüftbeugemuskulatur des hinteren Beines. Gleichzeitig wird die Brustwirbelsäule aufgerichtet.

WIEDERHOLUNGEN:

Üben Sie die Position auch mit dem linken Fuß nach vorn in der beschriebenen Weise.

EINSCHRÄNKUNGEN:

Wenn Sie Probleme mit dem Knie haben, sollte das Knie des vorderen gebeugten Beines immer hinter der Fußspitze bleiben.

TIPP:

Je fortgeschrittener Sie sind, desto weiter können Sie die Hüfte nach unten senken und Ihren Blick desto leichter nach oben zu Ihren Händen richten.

KATZE

MARJARIASANA

- Begeben Sie sich in den Vierfüßerstand (Hände unter den Schultern und Knie unter den Hüftgelenken).
- Richten Sie Ihren Blick nach unten und halten Sie den Kopf in Verlängerung der Wirbelsäule. Atmen Sie tief ein und gehen Sie dabei in ein leichtes Hohlkreuz.
- Beim anschließenden Ausatmen drücken Sie Ihre gesamte Wirbelsäule nach oben und lassen dabei den Kopf locker nach unten hängen wie im Bild unten.
- Richten Sie die Bewegungsgeschwindigkeit nach dem Tempo Ihrer Atmung.

BEDEUTUNG:

Es liegt auf der Hand, wie diese Übung zu ihrem Namen gekommen ist: Die geschmeidige Bewegungsabfolge gleicht der einer Katze und deren typischem „Katzenbuckel" beim genüsslichen Strecken.

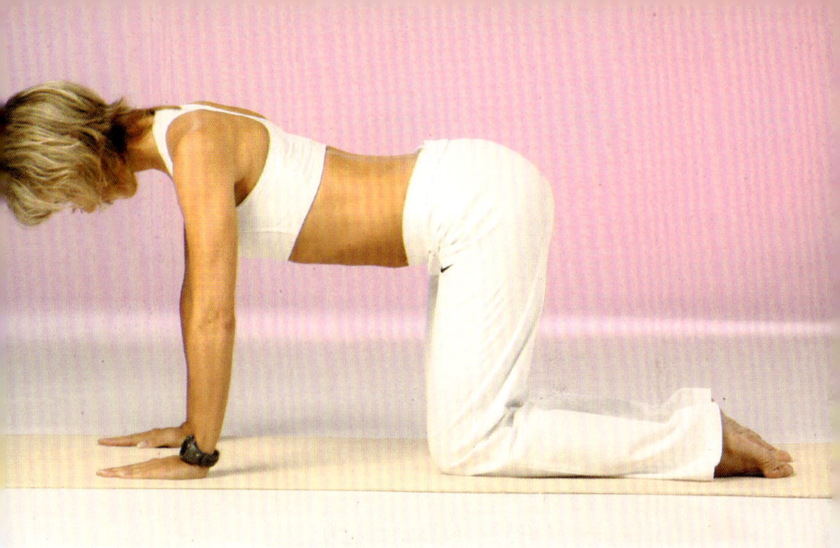

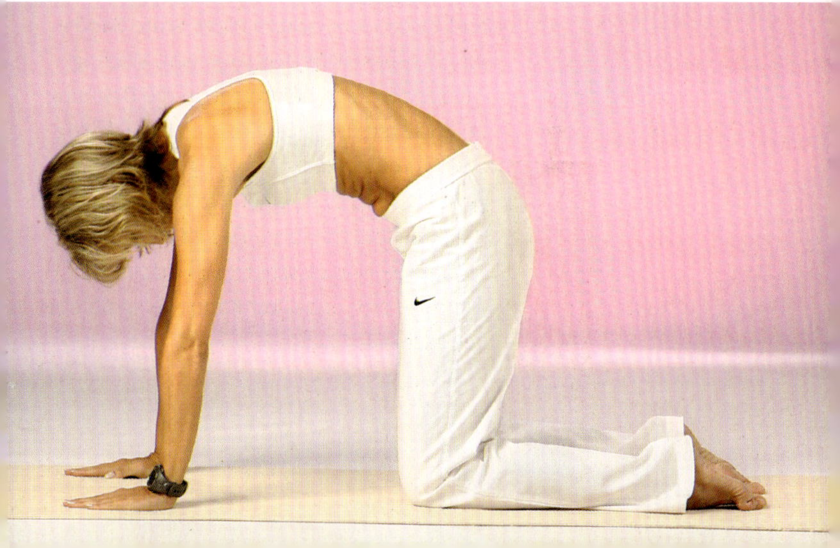

WIRKUNG:

Die Katzenposition mobilisiert die gesamte Wirbelsäule vom Hals bis zu den Lenden, verbessert die Durchblutung der Rückenstrecker (das sind die Muskeln rechts und links vom unteren Rückgrat) und lockert die Muskulatur zwischen den Schulterblättern.

WIEDERHOLUNGEN:

Gehen Sie dreimal von der Ausgangsstellung in den Katzenbuckel und zurück.

EINSCHRÄNKUNGEN:

Die Katze ist eine Übung, die jedermann ausführen kann, sofern nicht akute Bandscheibenbeschwerden vorliegen. Wichtig ist, dass Sie sich behutsam an die Dehnung herantasten und sich dabei nicht ruckartig bewegen. Der Rücken sollte gleichmäßig gewölbt sein, d. h. einen wohlgeformten Halbkreis beschreiben. Das ist nicht immer so einfach, wie es scheint. Es macht Sinn, wenn Sie sich dabei zur Kontrolle im Spiegel beobachten.

TIGER

VYAGHRASANA

- Begeben Sie sich in den Vierfüßerstand (siehe Katze).
- Atmen Sie aus, ziehen Sie dabei Ihr linkes Knie in Richtung Kopf und machen Sie sich rund.
- Atmen Sie jetzt ein und strecken Sie dabei Ihre Wirbelsäule und Ihr linkes Bein. Der Kopf geht zurück in die Verlängerung der Wirbelsäule. Halten Sie die Position bei angehaltenem Atem einen Moment und gehen Sie dann beim Ausatmen in die runde Stellung zurück.
- Wiederholen Sie diese Übung in einer ruhigen und fließenden Bewegung und wechseln Sie dann zum anderen Bein.

BEDEUTUNG:

Es handelt sich um die dynamische und kraftvolle Abwandlung der zuvor beschriebenen Katze. Die Übung hat ihren Namen von dem in Indien beheimateten Tiger, einer besonders erhabenen und athletischen Großkatze.

WIRKUNG:

Der Tiger kräftigt die Gesäß- und Oberschenkelmuskulatur und macht die gesamte Wirbelsäule beweglich. Die Übung ist somit ein idealer Ausgleich zum Büroalltag im Sitzen!

WIEDERHOLUNGEN:

Üben Sie den Wechsel zwischen Rundrücken und gestreckter Position dreimal. Steigern Sie die Übung langsam auf zehnmal pro Seite.

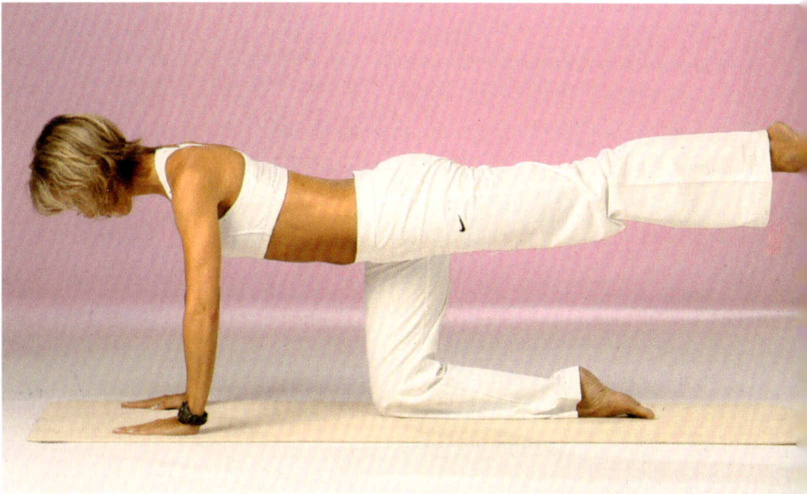

EINSCHRÄNKUNGEN:

Auch der Tiger ist für jedermann geeignet, es sei denn, man leidet unter akuten Rückenbeschwerden. Wichtig: Führen Sie die Übung lieber zu langsam als zu schnell aus. Es soll eine langsame, kontrollierte Bewegung sein; arbeiten Sie nicht mit Schwung. Lassen Sie sich das Tempo von Ihrem eigenen Atem vorgeben.

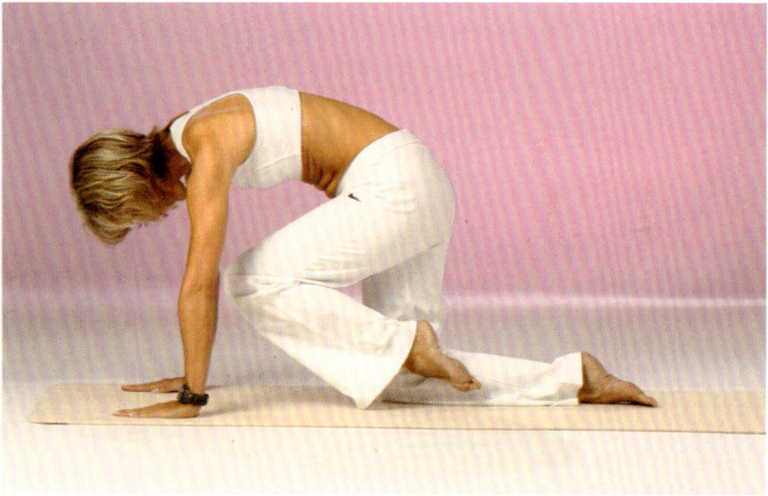

HUND 1

SHVANASANA

- Für Einsteiger: Ausgangsposition beim Hund ist der Vierfüßerstand, d. h. auf Händen und Knien abgestützt, wobei die Hände unter den Schultern und die Knie unter der Hüfte sind.
- Lösen Sie nun die Knie vom Boden und schieben Sie das Gesäß Richtung Decke. Versuchen Sie jetzt, die Fersen vorsichtig Richtung Boden zu senken.
- Nun versuchen Sie noch, die Brust Richtung Oberschenkel zu schieben. Verharren Sie hier einen Moment und senken Sie dann die Knie wieder Richtung Boden ab.

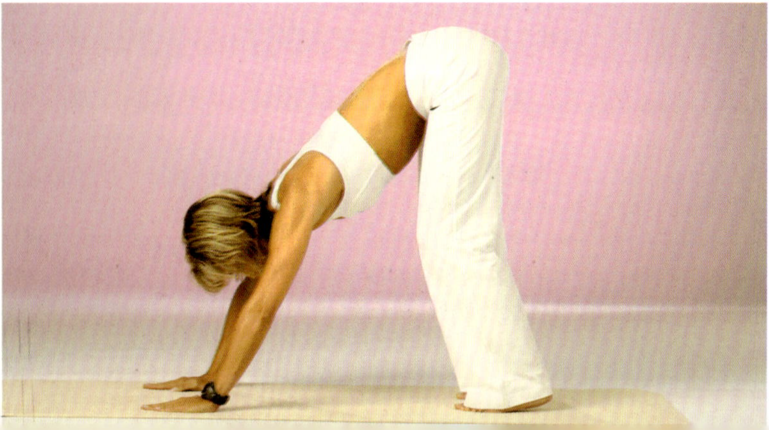

HUND 2
SHVANASANA

- Für Geübte: Ihre Ausgangsposition ist das Umgedrehte Brett, d. h. die Hände sind unter den Schultern, die Beine ausgestreckt und die Füße aufgestellt.
- Schieben Sie aus dieser Position das Gesäß Richtung Decke. Drücken Sie die Fersen in Richtung Boden. Lassen Sie die Beine ausgestreckt. Die Brust schieben Sie nach unten in Richtung der Oberschenkel. Wesentlicher Unterschied zur Einsteigerübung sind die voll gestreckten Beine.

BEDEUTUNG:

Bei dieser Übung imitieren Sie einen sich streckenden Hund. Wenn Sie sich das vorstellen, wird Ihnen die Bewegung leichter fallen.

WIRKUNG:

Der Hund dehnt die Muskulatur der Brustwirbelsäule und die Schultermuskeln. Die Übung hilft auch bei allgemeiner Erschöpfung, weil der Herzschlag verlangsamt wird und das Gehirn sowie das Nervensystem belebt werden.

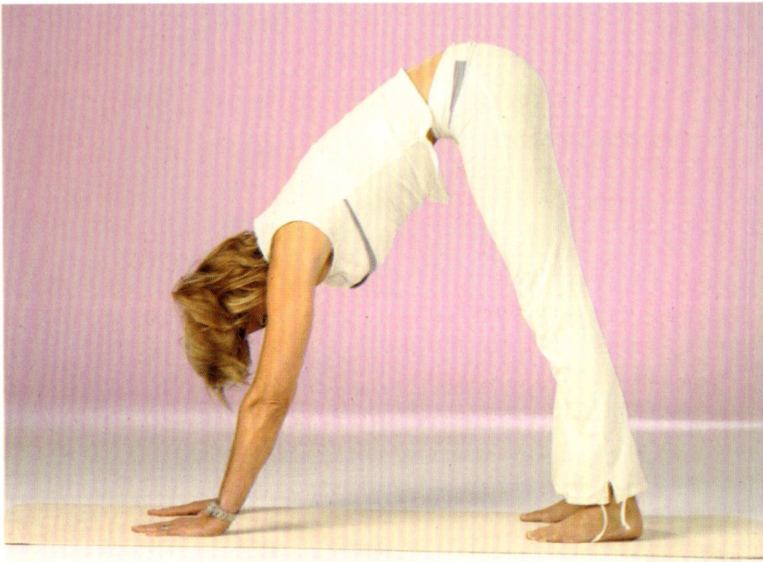

TIPP:

Zu Beginn des Übens erscheint die Position sehr schwierig. Lassen Sie zunächst Ihre Beine so weit gebeugt, wie es für Sie angenehm ist. Allerdings sollten Sie schon einen gewissen Zug spüren. Mit der Zeit können Sie dann die Beine immer besser strecken, die Fersen noch etwas intensiver zum Boden drücken und den Oberkörper mehr in Richtung Oberkörper schieben.

KOBRA

BHUDSCHANGASANA

- Anfänger können die Übung ohne das Abstützen mit den Händen ausführen. Die Hände liegen dann neben dem Körper oder sind auf dem Rücken verschränkt.
  Zum Einstimmen kann die Übung auch zuerst ohne Hände ausgeführt werden. Nach einer Entspannungsphase werden die Hände dazugenommen.
- Sie liegen in Bauchlage auf der Unterlage. Die Arme und Hände liegen dicht neben dem Körper, die Füße und Beine sind geschlossen. Der Kopf liegt auf das Kinn gestützt auf dem Boden. Die Augen sind geschlossen.

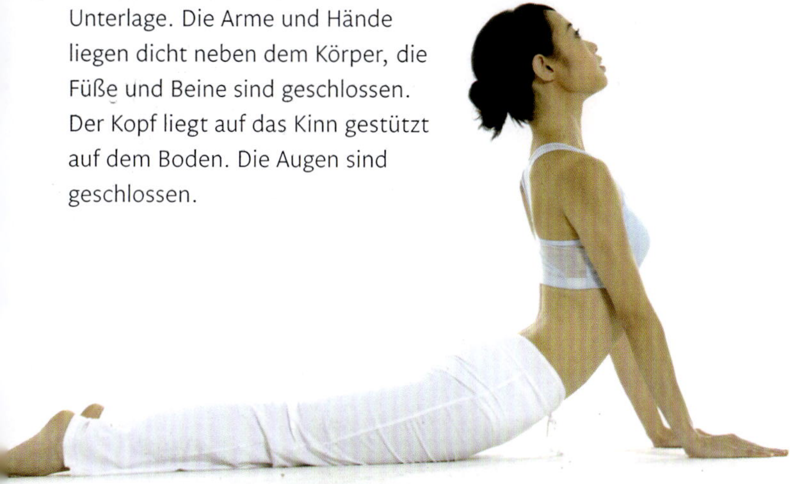

- Nun führen Sie die Arme nach vorn und setzen die Hände in Höhe der Taille auf. Die Fingerspitzen zeigen zum Kopf.
- Heben Sie nun einatmend den Kopf und legen Sie ihn in den Nacken. Heben Sie Schultern und Brustkorb nach oben. Der Kopf sollte stolz gereckt sein, die Schultern sind nicht nach oben gezogen, fallen locker nach unten.
- Bewegen Sie Kopf und Oberkörper so weit wie möglich nach hinten. Das Schambein bleibt auf dem Boden. Der Nabel sollte ebenfalls so nah wie möglich am Boden bleiben. Sie befinden sich in der Kobrastellung.
- Halten Sie diese Stellung für mindestens zehn Sekunden. Dann legen Sie ein- und ausatmend zuerst Wirbel für Wirbel den Brustkorb ab, dann Hals, Nacken und Schultern, zuletzt den Kopf.
- Lösen Sie die Stellung in der umgekehrten Reihenfolge wieder auf. Entspannen Sie sich, heben Sie den Kopf und legen Sie ihn zu einer Seite. Spüren Sie der Übung nach. Was hat sie in Ihrem Körper ausgelöst?

TIPP:

Achten Sie bei dieser Übung auf die Bewegungen Ihrer Wirbelsäule. Der Kopf hebt sich zuerst und wird zuletzt langsam abgelegt. Überfordern Sie sich nicht. Gehen Sie nur so weit, wie Ihr Körper es zulässt.

BEDEUTUNG:

Die Kobra ist eine sehr dynamische Übung, die zu den klassischen Yoga-Haltungen gehört. Sie ist der Haltung der Schlange nachempfunden, die sich aufrichtet, um ihren Feinden zu drohen.

WIRKUNG:

Die Kobra fördert die Beweglichkeit der Wirbelsäule wie keine andere Übung. Sie wirkt günstig auf Lendenwirbelsäule und Kreuzbein, kräftigt die Brustmuskulatur und dehnt den Brustkorb. Die Bauchorgane werden wohltuend massiert und der gesamte Bauch- und Beckenraum besser durchblutet. Die Verdauung wird geregelt.

Mit der Kobra werden Verspannungen im Schulter- und Nackenbereich gelöst und damit auch die Atmung verbessert.
Sie festigt Kinn und Handgelenke und wirkt belebend auf den gesamten Organismus.

WIEDERHOLUNG:

Regelmäßiges Üben bringt die aufgeführten Wirkungen. Daher sollten Anfänger diese Haltung täglich ausführen.

EINSCHRÄNKUNGEN:

Für die Ausführung dieser Haltung gibt es quasi keine Einschränkungen. Es gilt jedoch wie bei jeder Übung: Wenn es schmerzt, sollte man aufhören. Gewöhnen Sie Ihren Körper langsam an die Übung.

DREHSITZ

ARDHA MATSYENDRASANA

- Für Einsteiger: Setzen Sie sich auf den Boden und strecken Sie die Beine aus.
- Kreuzen Sie nun den linken Fuß über das rechte Bein. Das Knie zeigt dabei nach oben.
- Setzen Sie die linke Hand hinter dem Körper ab. Strecken Sie dabei den Rücken.
- Ihr rechter Arm wird gestreckt über das linke Bein geführt. Drehen Sie sich nun bei der Ausatmung nach hinten, sodass Sie über die linke Schulter schauen können.
- Verharren Sie hier einige Atemzüge lang und gehen Sie in der umgekehrten Reihenfolge wieder in den normalen Sitz zurück – zur Vorbereitung der anderen Seite (rechter Fuß über linkes Bein).
- Für Geübte (Bild Seite 134 unten): Fortgeschrittene können bei der Ausführung der Übung auch das rechte Bein beugen. Achten Sie aber darauf, dass trotzdem beide Gesäßhälften am Boden bleiben.

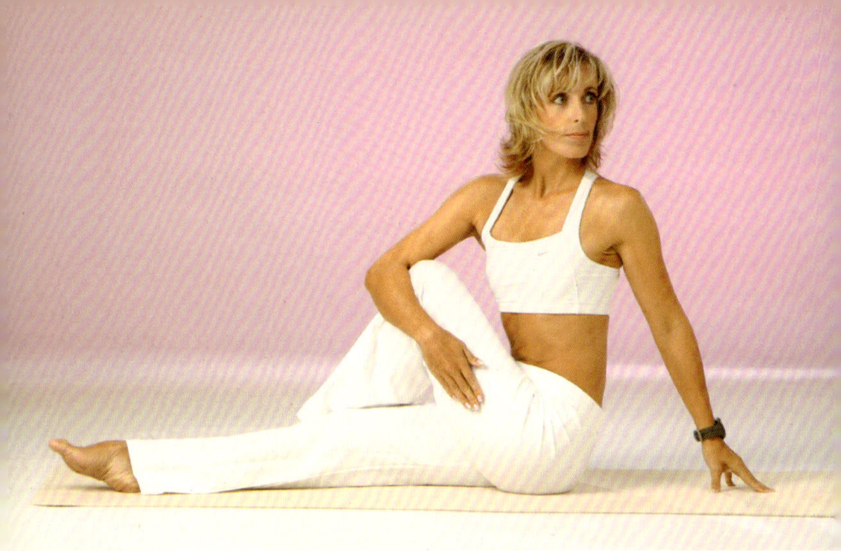

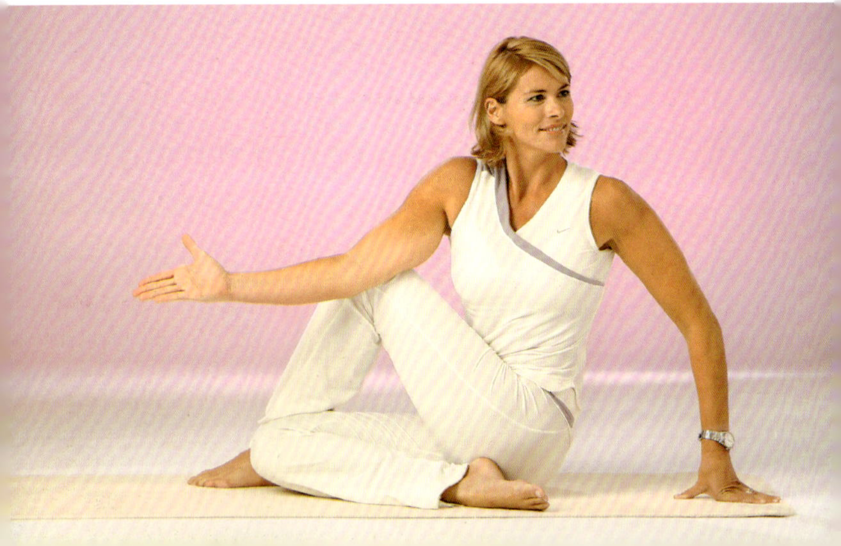

BEDEUTUNG:

Diese Asana hat ihren Namen von dem sagenumwobenen Begründer des Hatha-Yoga, Matsyendrasana. Der Drehsitz zählt zu den klassischen Drehübungen, die sich positiv auf die inneren Organe auswirken sollen.

WIRKUNG:

Der Drehsitz belebt Ihre Flankenatmung und regt die Organe des Oberbauchs an. Das wirkt sich positiv auf die Verdauung aus. Gleichzeitig wird die Muskulatur gekräftigt, die den Rumpf aufrichtet, und die tiefe Gesäßmuskulatur wird gedehnt.

EINSCHRÄNKUNGEN:

Bei akuten Rücken- oder Ischiasbeschwerden sollten Sie den Drehsitz nicht üben.

TIPP:

Achten Sie darauf, dass die Wirbelsäule aufgerichtet und gerade ist. Drücken Sie beide Gesäßhälften zu Boden.

SCHILDKRÖTE

KURMASANA

- Für Einsteiger: Setzen Sie sich aufrecht hin und winkeln Sie die Beine an. Legen Sie Ihre Fußsohlen aneinander. Greifen Sie von unten Ihre Sprunggelenke und senken Sie Halswirbelsäule und Kopf beim Ausatmen langsam nach unten.
- Verharren Sie in dieser Position für einige Atemzüge und rollen Sie sich dann beim Einatmen Wirbel für Wirbel wieder langsam auf.
- Für Geübte (Bild Seite 138): Setzen Sie sich mit möglichst breit gegrätschten Beinen auf den Boden. Beide Hände sind vorn am Boden positioniert, die Wirbelsäule ist gerade.
- Atmen Sie jetzt tief ein und gleiten Sie beim Ausatmen mit Ihrem gesamten Oberkörper nach vorn.
- Verharren Sie in dieser Position für einige Atemzüge und rollen Sie sich dann beim Einatmen Wirbel für Wirbel langsam wieder auf.

BEDEUTUNG:

Diese Übung erinnert an eine Schildkröte, die ihren Kopf vor der Außenwelt versteckt und sich in ihren Panzer zurückzieht. Sie lenkt dadurch ihre Aufmerksamkeit auf sich selbst.

WIRKUNG:

Die Schildkröte dehnt die Muskulatur im Bereich der Lendenwirbelsäule, lockert die Muskeln im Bereich der Halswirbelsäule und verbessert die Durchblutung der inneren Organe. Die gesamten Beinmuskeln, besonders aber die Innenseiten der Oberschenkel (Adduktoren), werden intensiv gedehnt. Die Brustwirbelsäule wird aufgerichtet, und der Brustkorb öffnet sich, wodurch die Atmung intensiviert wird.

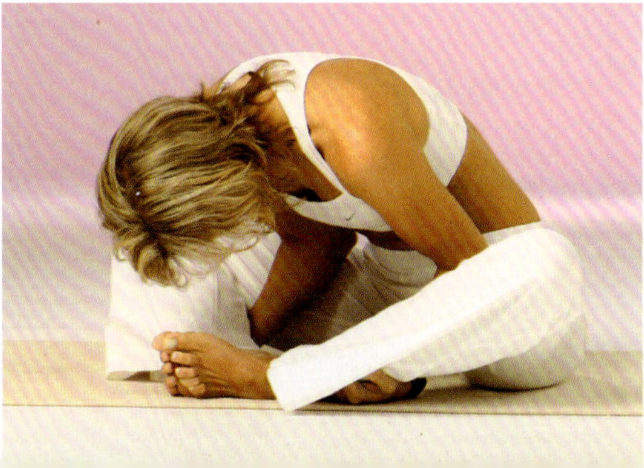

WIEDERHOLUNGEN:

Wechseln Sie in einer ruhigen und fließenden Bewegung drei- bis viermal zwischen der aufgerichteten und der nach vorn gebeugten Position.

EINSCHRÄNKUNGEN:

Nicht geeignet für Schwangere und im Fall von akuten Rückenbeschwerden. Ungeübte können sich das Sitzen mit gespreizten Knien oder gegrätschten Beinen erleichtern, wenn sie auf einem Stuhl beginnen und sich später auf ein Kissen setzen.

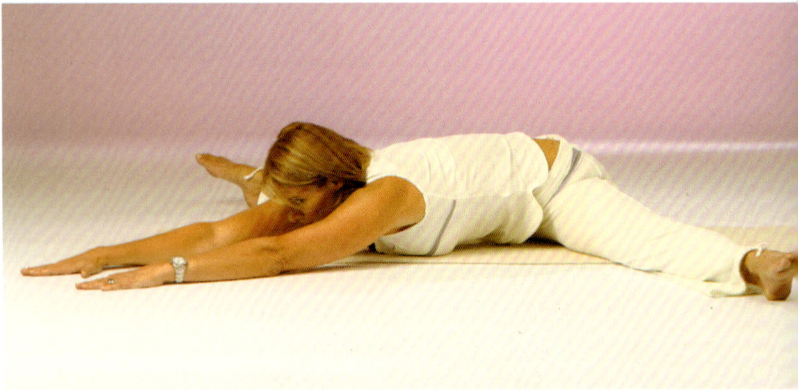

HEUSCHRECKE

SCHALABHASANA

- Sie liegen auf der Unterlage in Bauchlage. Die Arme liegen gestreckt neben dem Körper, die Handflächen zeigen zur Decke. Setzen Sie den Kopf auf das Kinn auf.
- Heben Sie das Becken leicht ab und schieben Sie die Hände in die Kuhle zwischen Oberschenkel und Leiste. Wenn Sie wollen, können Sie die Hände zu Fäusten ballen. Sie können Sie aber auch flach ablegen, mit den Handflächen nach oben.
- Nun spannen Sie mit einer Einatmung den Körper an und heben die Beine an. Drücken Sie sich dabei mit den Händen bzw. Fäusten so weit wie möglich vom Boden ab.
- Halten Sie diese Stellung mindestens fünf Sekunden, ohne zu atmen. Das Kinn bleibt auf den Boden gestützt.
- Lassen Sie mit einer Ausatmung die Beine langsam nach unten sinken. Nehmen Sie die Hände unter den Oberschenkeln hervor und legen Sie sie bequem neben den Körper.
- Drehen Sie den Kopf zu einer Seite und entspannen Sie sich.

BEDEUTUNG:

Die Heuschrecke gehört zu den klassischen Yoga-Haltungen. Ihre Ausführung erfordert etwas Kraft, Erfahrung und Disziplin.

WIRKUNG:

Die Übung kräftigt die Muskulatur der Lendenwirbelsäule und des Beckens und hilft vorbeugend bei der Neigung zu Bandscheibenvorfall.
Gesäß, Bauch und Oberschenkel werden gefestigt.
Die Durchblutung des Kopfes wird angeregt, Becken-, Verdauungsorgane und Blase sowie die Drüsentätigkeit werden angeregt.
Die Durchblutung der Beine wird ebenfalls angeregt und so Krampfadern vorgebeugt.

WIEDERHOLUNG:

Zu Beginn ist es ratsam, die Übung täglich zu wiederholen. Dann klappt auch die vollständige Heuschrecke bald gut.

EINSCHRÄNKUNGEN:

Es gelten dieselben Einschränkungen wie für alle Übungen, die die Wirbelsäule stärken sollen.

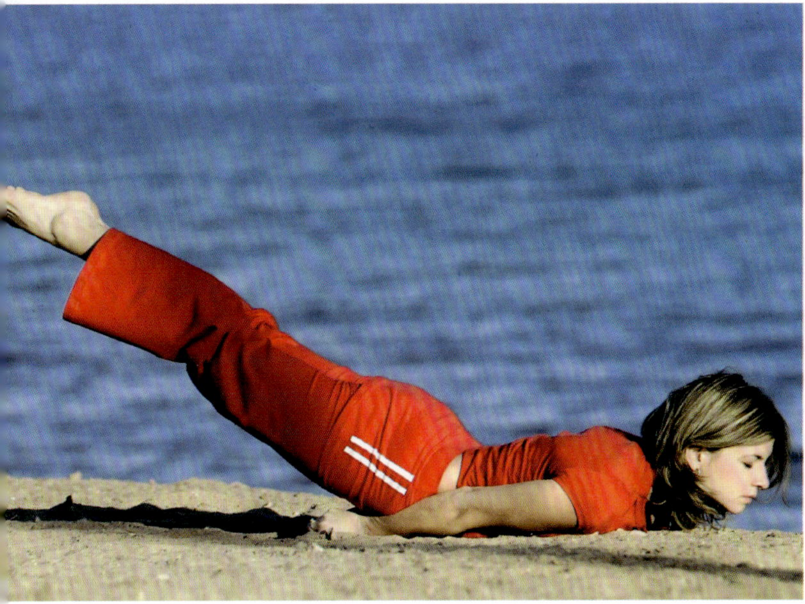

HALBE HEUSCHRECKE

ARDHA SCHALABHASANA

Diese Übung ist für diejenigen gedacht, denen die vollständige Heuschrecke noch zu schwierig ist.

Führen Sie die Schritte 1 bis 3 wie bei der vollständigen Heuschrecke aus.

- Heben Sie nun einatmend ein Bein gestreckt vom Boden ab, während Sie die Arme fest auf den Boden drücken. Das Kinn bleibt am Boden abgelegt.
- Halten Sie die Stellung einige Sekunden. Dann senken Sie langsam das Bein wieder, entspannen einige Sekunden und führen die Übung mit dem anderen Bein durch.

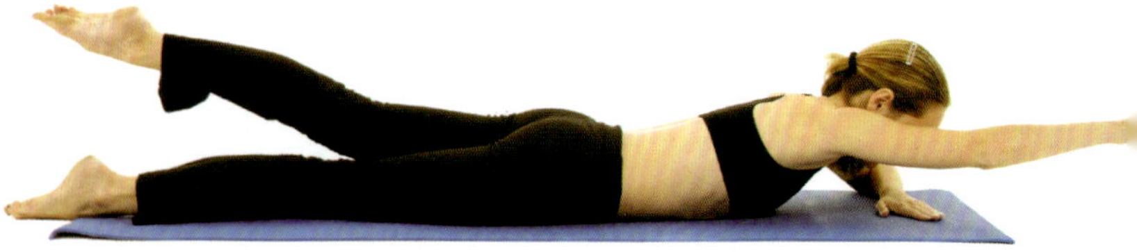

BRETT

PURVOTTANASANA

- Setzen Sie sich mit gestreckten Beinen auf den Boden und stützen Sie die Hände hinter dem Gesäß ab.
- Nun heben Sie langsam das Gesäß an und schieben die Hüfte in Richtung Decke - so weit, bis der gesamte Körper in einer Linie ist.
- Ihr Blick ist nach oben gerichtet.
- Halten Sie die Position einige Atemzüge lang und gehen Sie dann wieder zum Boden zurück.

BEDEUTUNG:

Der Sanskrit-Name dieser Stellung bedeutet Stockhaltung. Der gesamte Körper soll steif wie ein Stock oder eben wie ein Brett sein.

WIRKUNG:

Das Brett bezweckt wie alle Halteübungen in erster Linie Kräftigung. Trainiert werden Arme, Schultern und Schulterblattmuskulatur. Die Brustwirbelsäule wird aufgerichtet - ein wichtiger Schritt zu einer guten Haltung.

WIEDERHOLUNGEN:

Wechseln Sie in langsamem Tempo dreimal zwischen der unteren Position und der gestreckten Position.

EINSCHRÄNKUNGEN:

Da beim Brett das Handgelenk stark belastet wird, sollten Sie bei Beschwerden am Handgelenk, zum Beispiel bei einer Sehnenscheidenentzündung, auf die Übung verzichten oder sie stark verkürzen.

TIPP:

Sie können sich die Übung zu Beginn erleichtern, indem Sie sich nicht auf die Hände, sondern zunächst auf die Ellbogen stützen.

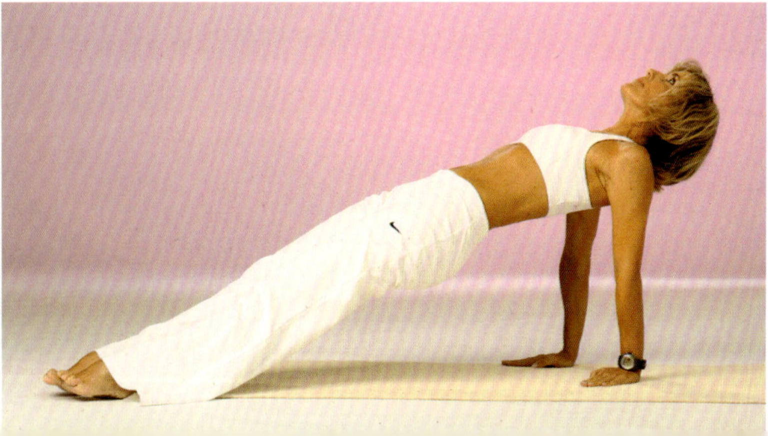

SCHIEFE EBENE

VASISTHASANA

- Für Einsteiger (Bild Seite 147 links): Setzen Sie sich seitlich mit ausgestreckten Beinen hin und stützen Sie sich mit beiden Händen vor dem Körper ab.
- Heben Sie nun langsam Ihr Becken an, bis Ihr Körper einer schiefen Ebene gleicht, und setzen Sie den rechten Fuß vor den linken.
- Wenn Sie Ihr Gleichgewicht gefunden haben, lösen Sie Ihren oberen Arm vom Boden und richten ihn zur Decke aus. Der Kopf und der Blick folgen der oberen Hand.
- Verweilen Sie einige Atemzüge in dieser Position und kommen Sie dann langsam zum Boden zurück.
- Für Geübte (Bild Seite 147 rechts): Die Ausgangsposition für Fortgeschrittene ist die Endposition der Einsteiger:
- Sie befinden sich in der schiefen Ebene. Winkeln Sie nun zuerst Ihren oberen Arm an und legen Sie die Hand an Ihren Hinterkopf. Schlagen Sie jetzt Ihr oberes Bein über das unten aufgestützte Bein.

◐ Verweilen Sie einige Atemzüge lang in dieser Position und kommen Sie ganz langsam zum Boden zurück.

BEDEUTUNG:

Die Schiefe Ebene ist wie das Brett eine sehr kraftvolle Übung und verbessert die Wahrnehmung zwischen rechter und linker Körperhälfte.

WIRKUNG:

Die Übung fördert den Gleichgewichtssinn, kräftigt die Schulter- und Armmuskulatur und stabilisiert Hüfte und Rumpf.

WIEDERHOLUNGEN:

Bei den Bretthaltungen kommt es nicht auf die Zahl der Wiederholungen an, sondern darauf, dass der Körper konsequent wie ein Brett oder Stock gerade bleibt. Spüren Sie in sich hinein: Ihr Körper signalisiert Ihnen eindeutig, wann Sie aufhören sollen. Üben Sie die Position sowohl auf der rechten als auch auf der linken Körperseite.

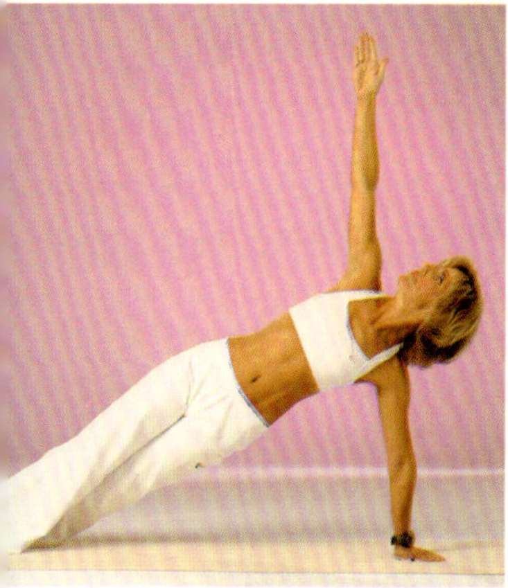

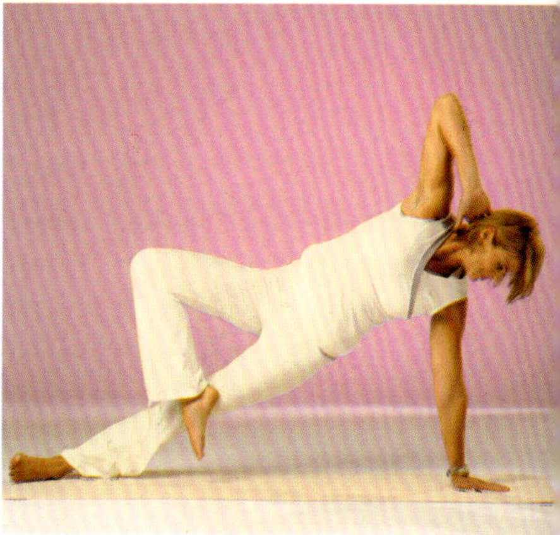

EINSCHRÄNKUNGEN:

Wie beim Brett werden auch hier die Handgelenke stark belastet, sodass Sie bei gesundheitlichen Beschwerden auf diese Übung verzichten sollten.

TIPP:

Sollte Ihnen auch die Variante für Einsteiger Schwierigkeiten bereiten, machen Sie es sich leichter, indem Sie sich auf den Knien abstützen.

KNIEKUSS

PASCHIMOTTANASANA

Fortgeschrittene führen diese Haltung aus der Rückenlage heraus aus und kehren langsam wieder in diese zurück.

- Sie sitzen aufrecht auf der Unterlage. Die Beine sind geschlossen nach vorn ausgestreckt. Die Hände ruhen auf den Oberschenkeln.
- Setzen Sie nun die Hände hinter dem Gesäß am Boden auf, die kleinen Finger sollten sich berühren. Die Handinnenflächen schmiegen sich an den Rücken an. Richten Sie Ihre Wirbelsäule auf. Sollten die Handgelenke zu sehr schmerzen, sind Sie eventuell zu weit nach hinten gebeugt.
- Führen Sie die Arme ausgestreckt seitlich neben den Körper und setzen die Fingerspitzen locker am Boden auf. Das Gewicht wird allein vom Oberkörper getragen.
- Heben Sie nun ausatmend die Arme gestreckt über den Kopf. Die Handinnenflächen zeigen nach vorn, die Daumen berühren sich.
- Legen Sie den Kopf in den Nacken, beugen Sie sich etwas nach hinten und atmen Sie dabei ein.

- Mit einer Ausatmung senken Sie langsam Arme und Oberkörper in Richtung der Füße. Der Kopf bewegt sich nur passiv mit.
- Wenn Sie mit den Fingerspitzen die Beine oder Füße berühren können, halten Sie die Bewegung für einige Sekunden an.
- Versuchen Sie nun, die Füße mit den Händen zu umfassen, und schieben Sie den Oberkörper weiter nach vorne. Erst wenn es nicht mehr weiter geht, lassen Sie den Kopf sinken.
- Halten Sie diese Stellung mindestens 20 Sekunden lang, atmen Sie dabei ruhig ein und aus.
- Zum Auflösen lassen Sie die Füße los und legen die Hände neben die Füße.
- Legen Sie einatmend den Kopf in den Nacken.

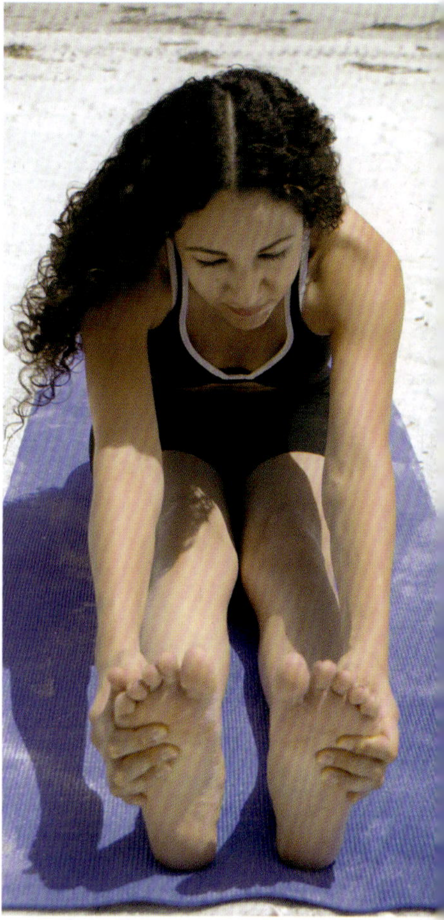

- Mit einer weiteren Einatmung heben Sie die Arme. Wenn sie sich neben den Ohren befinden, heben Sie gleichzeitig Arme und Oberkörper langsam an und bringen sie in eine aufrechte Position. Die Arme sind über dem Kopf ausgestreckt.
- Bewegen Sie den Kopf wieder in Richtung Kinn. Lassen Sie ausatmend die Arme sinken und setzen Sie die Hände seitlich ausgestreckt neben dem Körper ab.
- Führen Sie die Arme hinter den Rücken und setzen Sie die Hände noch einmal hinter dem Gesäß am Rücken auf. Richten Sie die Wirbelsäule auf.
- Winkeln Sie beide Beine in den Knien an und lassen Sie sie zur Seite fallen. Legen Sie die Unterarme zwischen den Beinen ab und lassen Sie den Kopf sinken. Entspannen Sie sich und spüren Sie der Übung nach.

BEDEUTUNG:

Der Kniekuss wird auch als Zange bezeichnet. Wörtlich übersetzt bedeutet das Wort Paschimottanasana „Dehnung des hinteren Teiles“. Paschima bedeutet auch „Westen“, so könnte es auch „im Westen aufsteigend“

heißen. Damit ist nach Meinung von Yoga-Kennern der Weg des feinstofflichen Atems bei dieser Haltung gemeint.

WIRKUNG:

Mit dieser Haltung wird die Wirbelsäule mit den einzelnen Wirbeln beweglich gehalten und die Rückenmuskulatur gestärkt. Auf Dauer wird dadurch die Körperhaltung verbessert.
Die Oberschenkelmuskulatur sowie die Muskeln an Schulter und Nacken werden gedehnt und gekräftigt und damit Verspannungen gelöst.
Durch das Zusammendrücken werden die Bauchorgane massiert und in ihrer Tätigkeit angeregt. Funktionsstörungen können günstig beeinflusst werden.

WIEDERHOLUNG:

Die Übung kann täglich ausgeführt werden.

EINSCHRÄNKUNGEN:

Bei akuten Entzündungen der Bauchorgane sollte die Übung nur nach Rücksprache mit dem Arzt ausgeführt werden.

UMGEDREHTES BRETT

CHATURANGA DANDASANA

- Für Einsteiger (Bild oben): Stützen Sie sich auf Ihren Unterarmen und Knien ab. Strecken Sie nun langsam die Knie, sodass die Beine ganz vom Boden weg sind.
- Spannen Sie die Bauchmuskeln an (Bauchnabel einziehen) und drücken Sie dabei die Schultern weg von den Ohren.
- Der gesamte Körper sollte jetzt eine Linie bilden: Gesäß - Schultern - Füße.
- Halten Sie diese Position etwa zehn Sekunden lang, beugen Sie dann langsam die Beine, indem Sie die Knie wieder ablegen, und entspannen Sie kurz.
- Für Geübte (Bild unten): Stützen Sie sich auf den Händen und Knien ab. Strecken Sie nun langsam die Knie, bis die Beine ganz vom Boden weg sind.
- Spannen Sie die Bauchmuskeln an (Bauchnabel einziehen) und drücken Sie dabei die Schultern weg von den Ohren. Auch hier sollte der gesamte Körper jetzt eine Linie bilden, d. h. das Gesäß befindet sich in der Höhe zwischen den Schultern und den Füßen. Beugen Sie jetzt leicht die Arme.

Halten Sie diese Position zehn Sekunden lang, beugen Sie dann langsam die Beine, sodass Sie die Knie wieder ablegen, und entspannen Sie kurz.

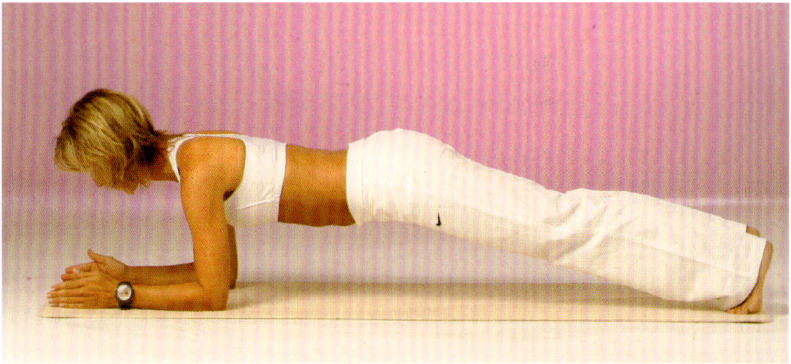

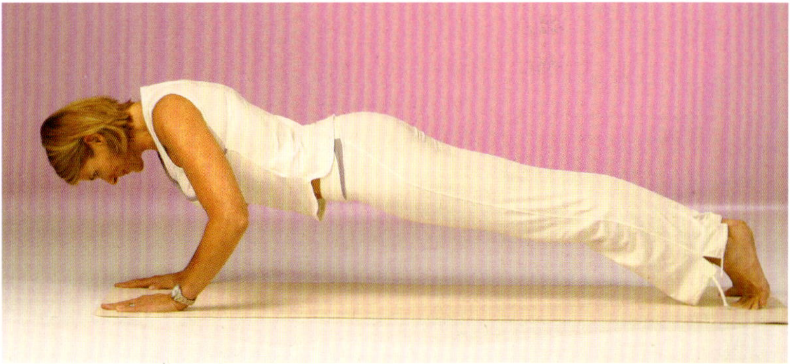

BEDEUTUNG:

Während beim Brett in der Rückenlage die Rückseite des Körpers trainiert wird, stabilisiert diese Halteübung („Stockhaltung") die Rumpfvorderseite, also Brust, Bauch und Hüftbeuger.

WIRKUNG:

Das Umgedrehte Brett stärkt die gesamte Rumpfmuskulatur, kräftigt die Schultermuskeln und fördert eine ruhige Atmung.

WIEDERHOLUNGEN:

Wechseln Sie drei- bis viermal zwischen Ruhestellung und Anspannung. Verlängern Sie mit der Zeit die Anspannungsphase; bleiben Sie also länger in der Bretthaltung.

EINSCHRÄNKUNGEN:

Wirkliche Einsteiger sollten sich mit zwei bis drei Atemzügen in der Haltephase begnügen und erst mit der Zeit die Haltephasen steigern. Wirkliche Einschränkungen gibt es allerdings nicht, und Sie sollten diese Übung jedes Mal berücksichtigen, wenn Sie sich Ihr individuelles Yoga-Programm zusammenstellen.

SCHULTERSTAND

SARVANGASANA

- Sie liegen mit dem Rücken flach auf der Unterlage. Die Beine sind gestreckt. Die Arme liegen gestreckt dicht neben dem Körper. Die Handflächen zeigen nach unten. Sie schließen die Beine.
- Heben Sie die Beine gestreckt zwei Zentimeter an. Nun heben Sie mit einer Ausatmung beide Beine nach oben zur Decke, als wollten Sie die Decke stemmen. Die Füße zeigen zum Kopf.
- Legen Sie Ihre Hände rechts und links neben das Becken und stützen Sie sich leicht ab. Atmen Sie zwei- bis dreimal ein und aus.
- Dann heben Sie mit einer weiteren Ausatmung beide Beine, das Gesäß und die untere Rückenpartie an und strecken sie nach oben, wenn möglich in einer geraden Linie.
- Legen Sie Ihre Hände am Rücken in Höhe des Beckens oder des Brustraums auf und unterstützen Sie den Körper so in dieser Stellung. Das Kinn liegt nach Möglichkeit auf dem Brustbein auf.

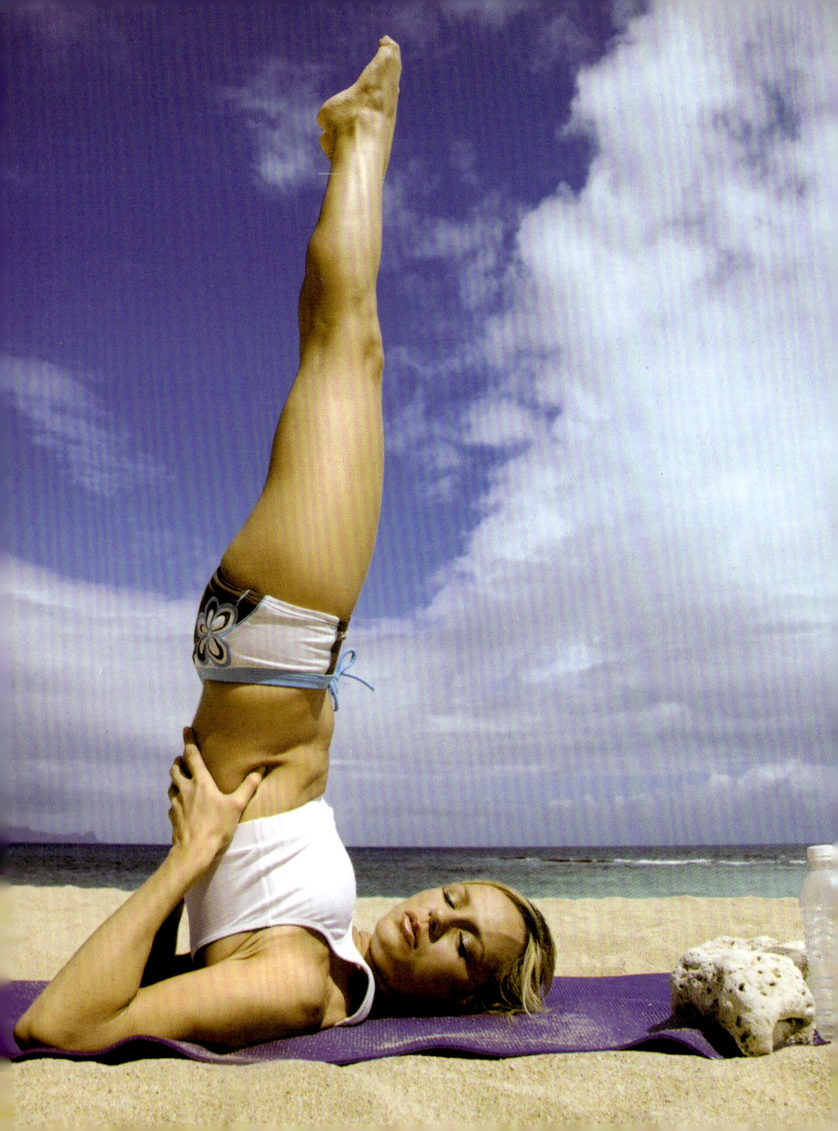

- Zum Auflösen legen Sie Beine, Gesäß und den unteren Rücken langsam wieder ab. Wichtig ist es, dass der Rücken nicht mit einem Schwung auf den Boden fällt und sich der Kopf dabei hebt, sondern jeder Wirbel langsam einzeln abgerollt wird. Sollte dies nicht mit gestreckten Beinen gehen, winkeln Sie die Beine an, bevor Sie sie wieder auf den Boden legen.
- Entspannen Sie sich und spüren Sie dieser Übung in der Ruhelage nach.

BEDEUTUNG:

Die Haltung ist auch als „Kerze“ bekannt. Im Sanskrit bedeutet sie etwa „Stellung mit allen Gliedern erhoben“.

WIRKUNG:

Durch das Pressen des Kinns gegen das Brustbein wird der Nacken gedehnt, die Schilddrüse angeregt und die Atmung auf das Zwerchfell verlagert. Erkrankungen der Atemwege wie Kurzatmigkeit, Asthma und Bronchitis können damit günstig beeinflusst werden. Das Zwerchfell wird gestärkt und beweglich gehalten.

Die Übung wirkt beruhigend auf das Zentralnervensystem bei Schlafstörungen und Stress.
Sie kräftigt und festigt die Muskulatur von Rücken, Beinen, Nacken und Bauch.
Sie stimuliert neben der Schilddrüse auch die Hormondrüsen und reguliert die Verdauung.
Außerdem verbessert sie die Durchblutung von Gehirn, Wirbelsäule und Beckenorganen.
Auch die Haut wird besser durchblutet.

WIEDERHOLUNG:

Wer kann, bleibt mehrere Minuten in dieser Haltung, mindestens jedoch 30 Sekunden. Hören Sie auf Ihren Körper, wann es genug ist. Sie kann zwei- bis dreimal wiederholt werden.

EINSCHRÄNKUNGEN:

Bei Schilddrüsenerkrankungen, akuten Entzündungen im Hals- und Kopfbereich und Erkrankungen des Gehirns sollte diese Haltung nicht eingenommen werden. Während der Menstruation kann sie die Blutung verstärken.

DELFIN MIT ÜBERGANG ZUM KOPFSTAND

SHIRSHASANA

- Delfin: Knien Sie sich auf den Boden und platzieren Sie Ihre Unterarme im rechten Winkel vor Ihren Kopf. Die Fingerspitzen berühren sich.
- Legen Sie den Kopf mit dem Scheitel vor die Hände auf den Boden. Es ist besser, wenn Sie für den Kopf eine weiche Unterlage bereitgelegt haben.
- Ziehen Sie die Hände bis zum Kopf heran, die kleinen Finger umfassen den Haaransatz.

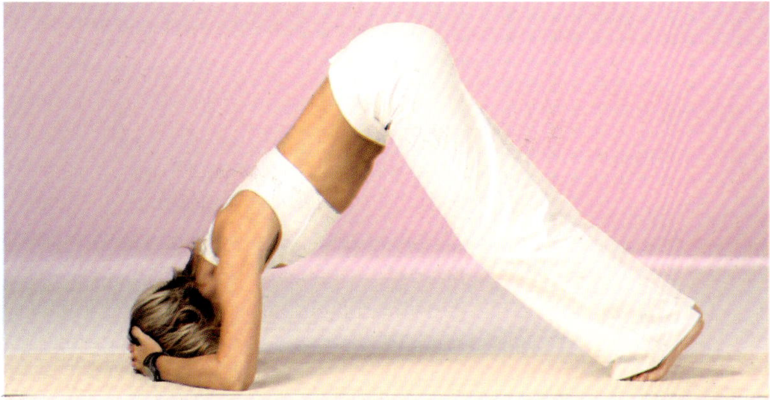

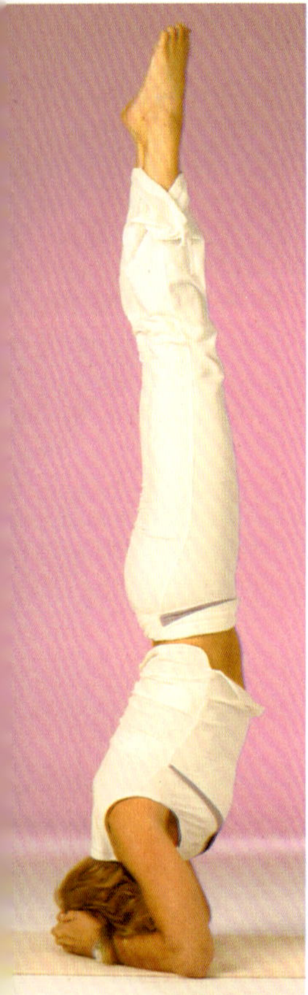

- Spannen Sie den Bauch an, heben Sie das Gesäß und strecken Sie die dann beide Beine aus.
- Gehen Sie in die Stellung des Delfins: Laufen Sie dann auf Zehenspitzen auf dem Boden in Richtung Kopf, so weit es geht.
- Heben Sie die Zehenspitzen ab und beugen Sie die Knie. Nun ziehen Sie mit einer Ausatmung die Fersen zum Gesäß heran.
- Alternativ können Sie die Knie zum Boden bringen und sich dann erst mit einem Bein abdrücken, dann das andere Bein heben.
- Richten Sie sich so aus, dass Sie in dieser Position nicht das Gleichgewicht verlieren. Dann strecken Sie die Beine nach oben zur Decke. Der Körper sollte ganz gerade sein. Wenn Sie unsicher sind, üben Sie an einer Wand.
- Versuchen Sie, diese Stellung für mindestens zehn Sekunden zu halten, und atmen Sie dabei gleichmäßig ein und aus.
- Zum Auflösen ziehen Sie die Knie an und bewegen sich in umgekehrter Reihenfolge zurück.
- Nehmen Sie eine bequeme Haltung ein und entspannen Sie sich.

- Lassen Sie sich nicht entmutigen, wenn es nicht beim ersten Mal gelingt.
- Zum Yoga gehört Gelassenheit – und Übung macht den Meister.

TIPP:

Für den Kopfstand brauchen Sie etwas Kraft in den Bauchmuskeln. Bitte vermeiden Sie es, sich mit den Zehen vom Boden abzustoßen, um in den Kopfstand zu kommen. Die Füße sollten sich fast wie von selbst vom Boden heben. Bevor Sie die Beine nach oben ausstrecken, sollten Sie ganz sicher sein, dass Sie nicht umkippen. Lassen Sie sich eventuell von jemandem halten.

BEDEUTUNG:

Der Kopfstand gilt als König der Asanas. Er zeichnet sich aus durch seine intensive Wirkung auf Körper und Geist, erfordert jedoch etwas Körperbeherrschung. Daher sollte er nur von Geübten ausgeführt werden. Für die ersten Versuche suchen Sie sich am besten einen Partner, der Ihnen hilft, oder üben Sie an einer Wand.

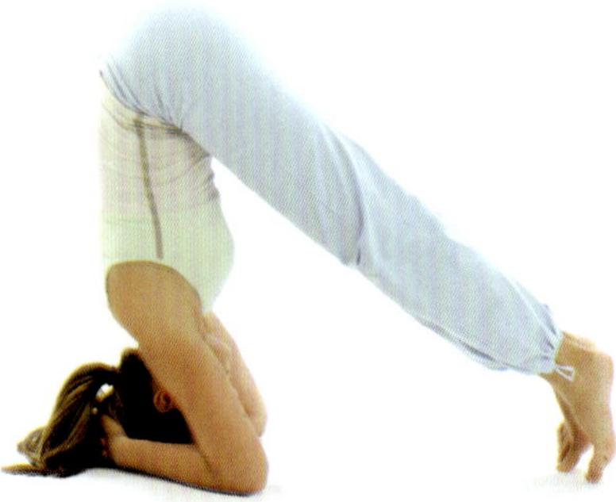
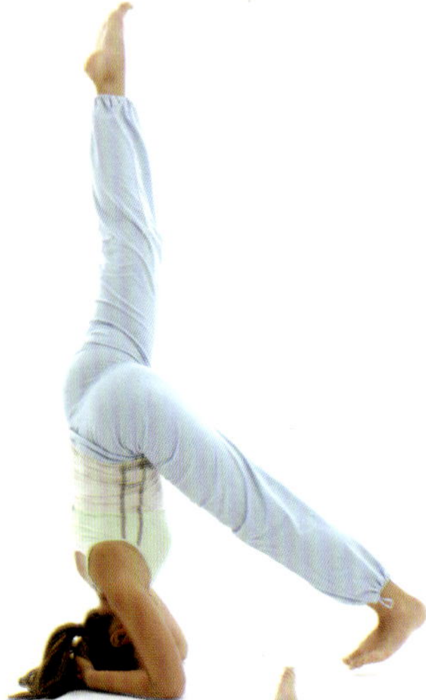
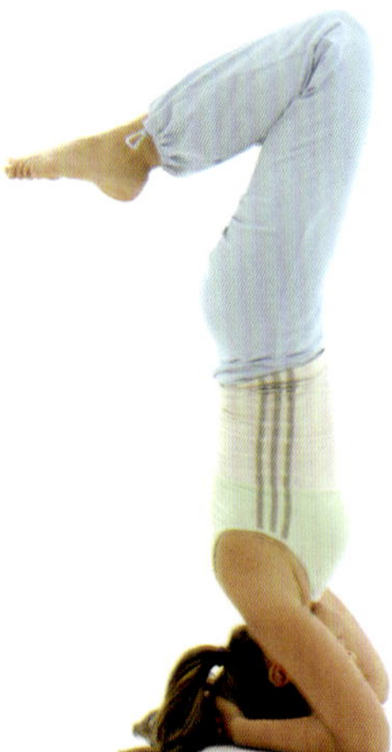
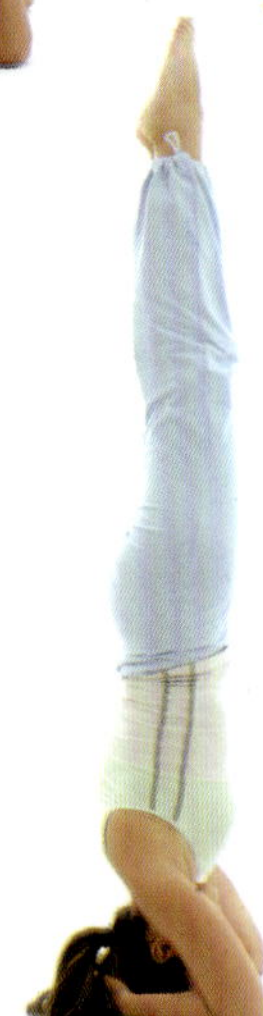

WIRKUNG DELFIN:

Die Delfin-Haltung ist geeignet, um den Gleichgewichtssinn zu stärken. Außerdem wirkt sie kräftigend für Arme und Rumpf. Darüber hinaus ist die Haltung eine gute Vorübung für den Kopfstand.

WIRKUNG KOPFSTAND:

Der Kopfstand ist eine typische Umkehrhaltung und in vielerlei Hinsicht gut, u. a. für die Balance. Außerdem wirkt er durchblutungssteigernd auf Kopf, Gehirn, Herz, Becken und Wirbelsäule.

Die Haltung hilft bei Kopfschmerzen und Herzklopfen, sie entlastet die gesamte Lendenwirbelsäule und kräftigt die Bauchmuskulatur. Ebenso wirkt sie stärkend auf die Beckenorgane. Auch die Funktion der endokrinen Drüsen, wie Hypophyse und Zirbeldrüse, wird normalisiert.

Durch die inentsive Durchblutung des Kopfbereiches werden die Nasennebenhöhlen gereinigt. Die Lungenfunktion wird gestärkt, daher ist die Übung auch für Asthmatiker geeignet. Darüber hinaus wirkt der Kopfstand positiv auf das Nervensystem und beugt Schlaflosigkeit und Krampfadern vor.

WIEDERHOLUNG DELFIN:

Halten Sie den Delfin bis zu zehn Atemzüge lang.

WIEDERHOLUNG KOPFSTAND:

Beim Kopfstand wird es eine Weile dauern, bis Sie überhaupt in einer stabilen Position sind. Auch bei dieser Übung sind zehn ruhige Atemzüge eine gute Zeitvorgabe.
Wenn Sie die Haltung beherrschen, können Sie sie gut zwischendurch ausführen (wenn es geht, auch im Büro), wenn Sie müde und unkonzentriert sind oder bevor Sie abends zu Bett gehen.

EINSCHRÄNKUNGEN:

Den Kopfstand sollten Sie nicht ausführen, wenn Sie unter Bluthochdruck leiden.

SEITLICHER HALBMOND – VARIATION

ARDHA CHANDRASANA

- Knien Sie sich hin und richten Sie den Oberkörper auf.
- Setzen Sie nun das rechte Bein gestreckt zur Seite und führen Sie beide Arme über den Kopf, sodass die Handflächen einander berühren.
- Neigen Sie nun den Oberkörper zur rechten Seite und halten Sie diese Position kurz. Richten Sie den Oberkörper dann wieder zur Mitte auf, senken Sie die Arme und ziehen Sie das rechte Knie wieder zur Mitte.
- Die Übung auf der linken Seite wiederholen.

BEDEUTUNG:

Diese Asana ist aus dem Halbmond entstanden. Sie beeinflusst die seitliche Rumpfmuskulatur und auch verschiedene Bauchorgane.

WIRKUNG:

Der Seitliche Halbmond kräftigt die Hüftmuskulatur des aufgestellten Beines und dehnt gleichzeitig die Hüftmuskulatur des abgespreizten Beines.

WIEDERHOLUNGEN:

Üben Sie auf beiden Körperseiten zwei- bis dreimal.

EINSCHRÄNKUNGEN:

Der Seitliche Halbmond kann von jedermann ohne Einschränkung ausgeführt werden. Sollten Sie Schmerzen im Kniegelenk des aufgestellten Beines spüren, legen Sie ein Kissen unter.

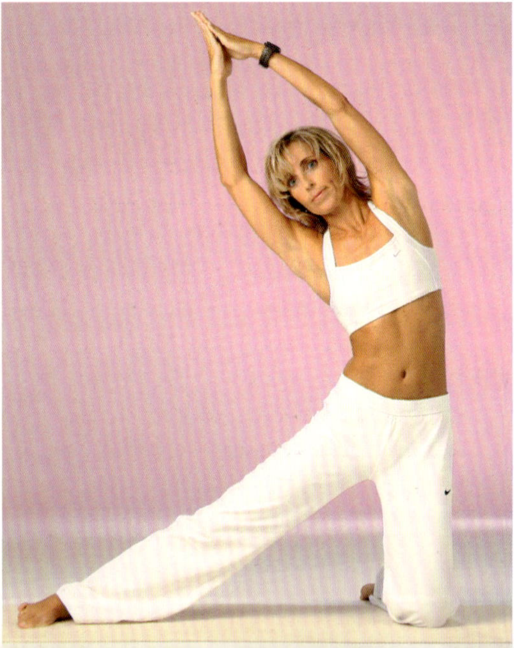

PFLUG
HALASANA

- Für Einsteiger: Sie liegen rücklings auf der Unterlage. Die Beine sind ausgestreckt und geschlossen. Die Hände ruhen seitlich am Körper, Handflächen zeigen nach unten.
- Heben Sie nun ausatmend beide Beine an, atmen Sie zweimal ein und aus und spannen Sie Bauch- und Beinmuskulatur an.
- Stützen Sie sich mit den Händen am Boden ab, heben Sie Gesäß und unteren Rücken an und atmen Sie aus.
- Senken Sie die Beine hinter dem Kopf in Richtung Boden. Die Beine bleiben dabei gestreckt, beugen Sie die Hüfte.
- Berühren die Zehenspitzen den Boden, legen Sie die Fußrücken auf dem Boden ab. Der Rücken sollte nun vollkommen vom Boden abgehoben sein. Das Gewicht ruht auf Schultern und Hinterkopf.
- Strecken Sie die Arme und Hände nach vorn von den Schultern weg. Halten Sie diese Stellung mindestens zehn Sekunden lang.

- Zum Auflösen der Haltung heben Sie die Beine vom Boden ab und rollen den Rücken Wirbel für Wirbel ab. Senken Sie dabei die Beine langsam in Richtung Boden. Es ist wichtig, dass dies langsam geschieht, die Wirbelsäule darf nicht auf den Boden knallen, und der Kopf sollte sich nicht vom Boden heben.
- Entspannen Sie sich und spüren Sie dieser Übung in der Ruhelage nach.

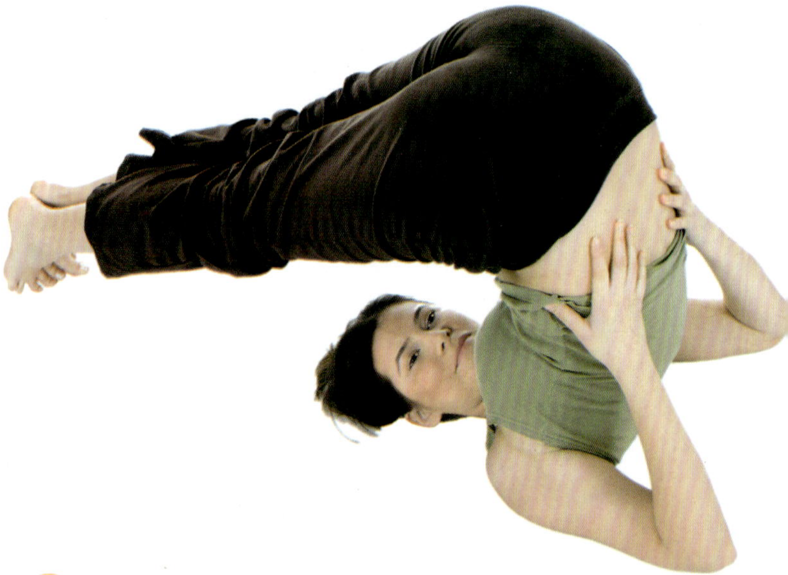

PFLUG – VARIATIONEN

HALASANA

- Für Geübte: Führen Sie die ersten sechs Schritte wie auf Seite 167 beschrieben durch.
- Beugen Sie die Knie hinter dem Kopf zum Boden, spreizen Sie die Beine und versuchen Sie, sie neben den Ohren auf dem Boden aufzusetzen.
- Führen Sie die ersten sechs Schritte wie auf Seite 167 beschrieben durch.
- Stützen Sie den Rücken mit den Händen ab, sodass er ganz gerade ist.
- Schieben Sie beide Beine gestreckt, so weit es geht, nach rechts. Die Zehen bleiben dabei am Boden. Halten Sie diese Stellung für mindestens zehn Sekunden. Schieben Sie dann die Beine mit einer Ausatmung nach links.
- Führen Sie die ersten sechs Schritte wie auf Seite 167 beschrieben durch.
- Nun spreizen Sie die Beine, so weit es geht, die Zehen bleiben dabei am Boden.
- Mit einer weiten Kreisbewegung führen Sie die Arme nach hinten, bis Sie mit den Fingern die Zehenspitzen greifen können. Umfassen Sie die Zehen.

BEDEUTUNG:

Halasana, der Pflug, ist die einzige Haltung, die die Yogis nach einem Werkzeug benannt haben. Sie gehört zu den Haltungen des Nach-vorn-Beugens und wird oft in Verbindung mit dem Schulterstand ausgeführt.

WIRKUNG:

Die Haltung festigt und kräftigt die Muskulatur von Nacken, Schultern und Bauch.
Sie dehnt und stärkt die Wirbelsäule, löst Spannungen und sorgt für eine gute Elastizität; sie festigt die Oberschenkel und Hüften.
Sie sorgt für eine gute Durchblutung des Kopfes und lindert so Kopfschmerzen.

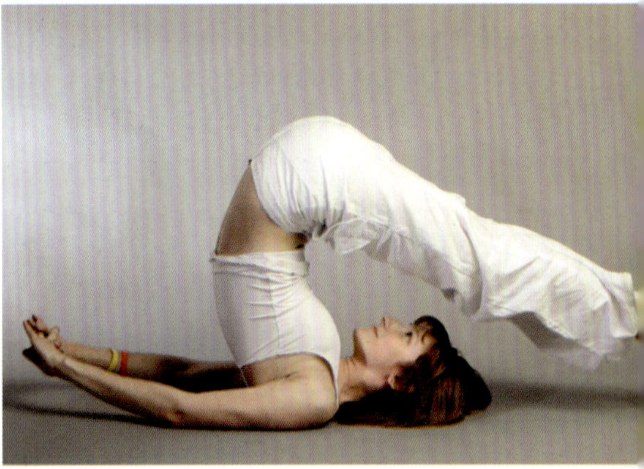

Die inneren Organe werden stimuliert, und neue Energie durchströmt den Körper. Die Nerven werden gestärkt.
Die endokrinen Drüsen und die Schilddrüse werden angeregt, der Abbau von Fettzellen wird beschleunigt. So reguliert sie indirekt das Gewicht.

WIEDERHOLUNG:

Anfangs ist diese Haltung noch ungewohnt und für viele unangenehm. Das ändert sich, wenn man sie täglich ausführt. Fortgeschrittene ruhen sich darin nach dem Schulterstand aus.

EINSCHRÄNKUNGEN:

Menschen mit Rückenproblemen oder Bandscheibenvorfällen sollten diese Übung meiden. Schilddrüsenerkrankungen und akute Erkrankungen sind ebenso gegenangezeigt. Während der Menstruation kann der Pflug die Blutung verstärken.

TIPP:

Wenn Ihnen der Druck der Unterlage oder des Bodens unangenehm ist, legen Sie sich eine Decke unter Nacken und Schultern.

EINGEROLLTES BLATT 1

GARBHASANA

Für Einsteiger: Setzen Sie sich entspannt auf Ihr Gesäß und umfassen Sie Ihre angewinkelten Beine. Legen Sie Ihre Stirn auf die Knie und lassen Sie sich locker nach vorn hängen, bis Sie die Entspannung zwischen den Schulterblättern spüren. Atmen Sie tief ein und aus und verweilen Sie mindestens zehn Atemzüge in dieser Position.

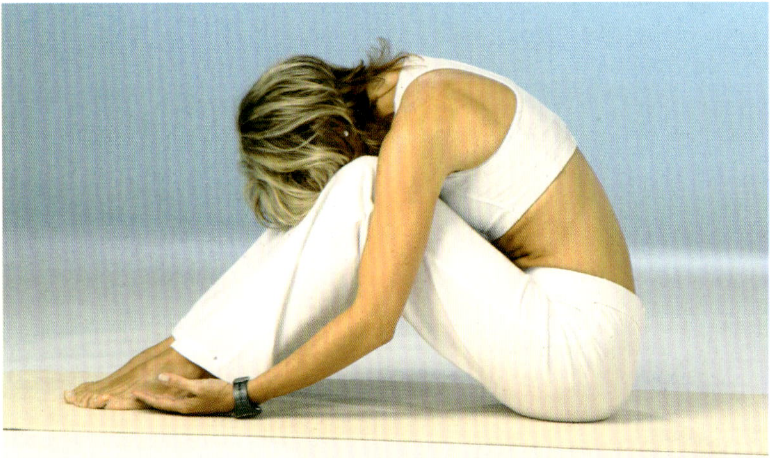

EINGEROLLTES BLATT 2

GARBHASANA

Für Geübte (Bild Seite 174): Gehen Sie in die Knieposition. Setzen Sie sich langsam auf Ihre Fersen und neigen Sie Ihren Oberkörper behutsam nach vorn. Legen Sie Ihre Stirn vorn am Boden ab und führen Sie beide Arme nach hinten; sie werden neben dem Körper abgelegt. Die Handflächen zeigen dabei nach oben. Verweilen Sie einige tiefe Atemzüge lang in dieser Position. Danach richten Sie sich langsam wieder auf. Stellen Sie sich dabei vor, dass Sie sich wie ein eingerolltes Farnblatt langsam „aufrollen".

BEDEUTUNG:

Man bezeichnet diese auch für Yoga-Neulinge leicht nachvollziehbare Asana auch als „Stellung des Kindes". Diese Position erleichtert es Ihnen, sich in sich selbst zurückzuziehen und abzuschalten. Die Version für Einsteiger unterscheidet sich deutlich von der Übung für Fortgeschrittene.

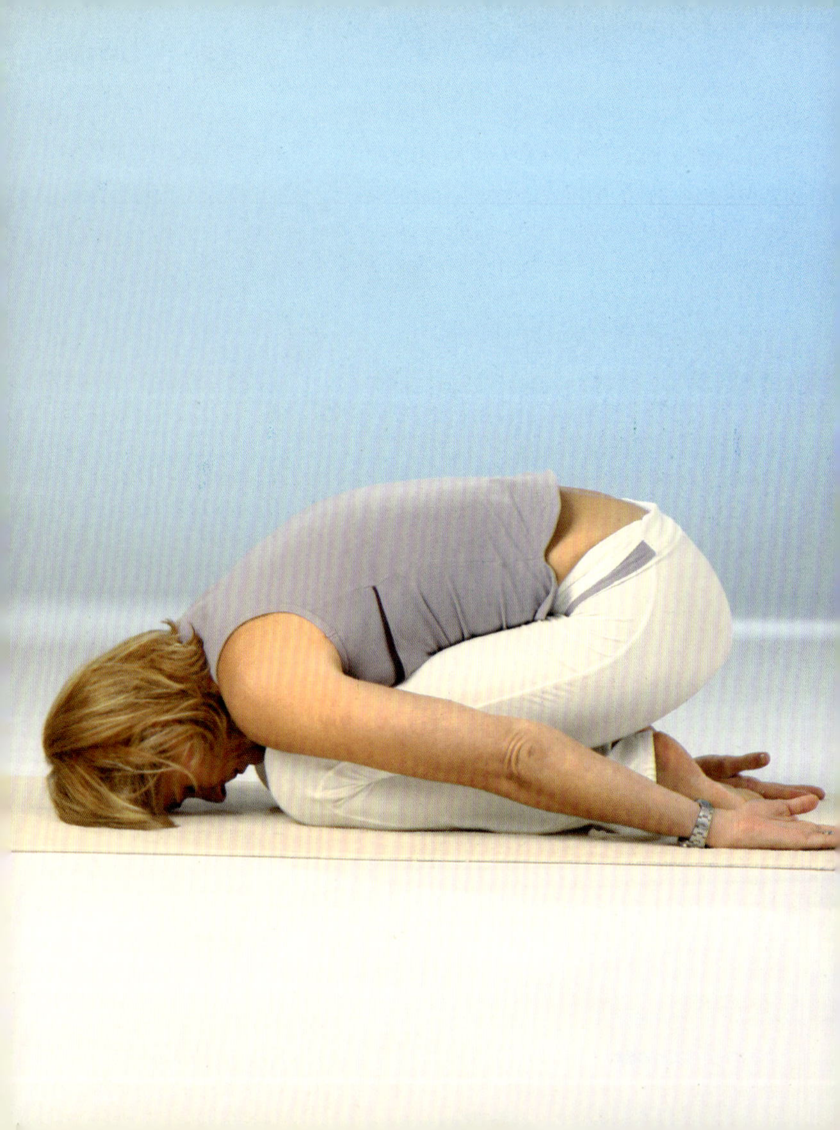

WIRKUNG:

Beide Positionen des Eingerollten Blattes wirken entspannend auf den gesamten Körper. Zugleich werden die Muskeln zwischen beiden Schulterblättern und die Nackenmuskeln gedehnt. Das Eingerollte Blatt ist eine bewährte Asana für den Abbau von Stress.

WIEDERHOLUNGEN:

Bleiben Sie in der Position mindestens zehn ruhige Atemzüge lang. Lassen Sie sich dabei auch nicht von irgendeiner Uhr hetzen. Wenn Sie aber Schmerzen in den vergleichsweise stark gebeugten Knien spüren, sollten Sie die Übung beenden.

EINSCHRÄNKUNGEN:

Wichtig beim Eingerollten Blatt ist eine weiche Unterlage. Menschen mit Knieproblemen sollten diese Übung nicht durchführen, allenfalls sich sehr behutsam auf die Fersen setzen.

BAUCHLAGE

MAKARASANA

- Legen Sie sich auf den Bauch. Die Entspannung fällt Ihnen leichter, wenn Sie ein eingerolltes Handtuch (oder auch eine Nackenstütze) unter Ihre Sprunggelenke legen. Manche fühlen sich in dieser Position auch wohler mit einem eingerollten Handtuch unter der Leiste.
- Nehmen Sie die Arme unter der Stirn zusammen, bis sich die Hände überlagern. Legen Sie Ihren Kopf auf die Hände und drehen Sie ihn langsam zur Seite. Bleiben Sie in dieser Position einige Atemzüge lang und drehen Sie dann den Kopf zur anderen Seite.

BEDEUTUNG:

Auch die zweite unserer Entspannungsübungen wirkt auf den gesamten Körper. Sie schließt in idealer Weise an das Eingerollte Blatt an, da sie den Körper wieder öffnet und dabei die innere Ruhe vertieft. Sie ist besonders geeignet für Menschen, die bevorzugt auf dem Bauch schlafen.

WIRKUNG:

In der Bauchlage beruhigen Sie Ihren Geist und laden sich mit neuer Energie auf.

WIEDERHOLUNGEN:

Bleiben Sie in der Bauchlage nur, solange Sie sich wohlfühlen. Auch Einsteiger sollten mit zehn Wiederholungen keine Schwierigkeiten haben.

EINSCHRÄNKUNGEN:

Die Bauchlage ist ohne Einschränkungen für jedermann geeignet. Wichtig ist nur, dass Sie die Drehung nicht ruckartig ausführen.

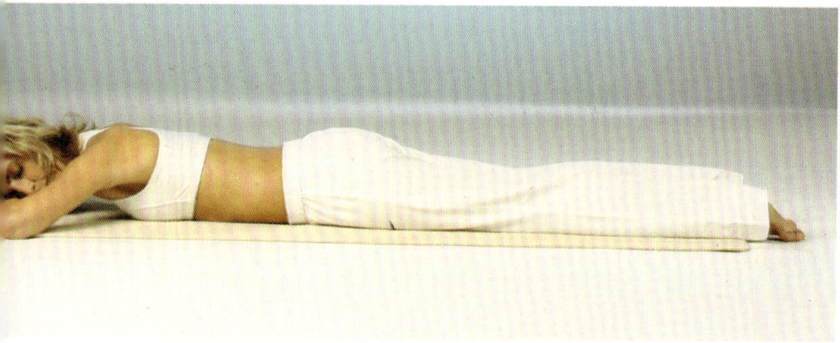

FISCH

MATSYASANA

- Legen Sie sich mit ausgestreckten Beinen auf den Rücken und bringen Sie dabei Ihre Hände mit den Handflächen nach unten unter das Gesäß.
- Verlagern Sie das Gewicht auf die Ellbogen, heben Sie den Kopf leicht an und gehen Sie ins Hohlkreuz, indem Sie den Brustkorb anheben. Senken Sie den Kopf vorsichtig nach unten und verlagern Sie jetzt das Gewicht auf Ihr Gesäß. Atmen Sie ruhig weiter und lösen Sie die Stellung vorsichtig auf.

BEDEUTUNG:

Der Fisch ist eine wirkungsvolle Übung für die Entlastung der Muskeln von Schultern und Nacken.

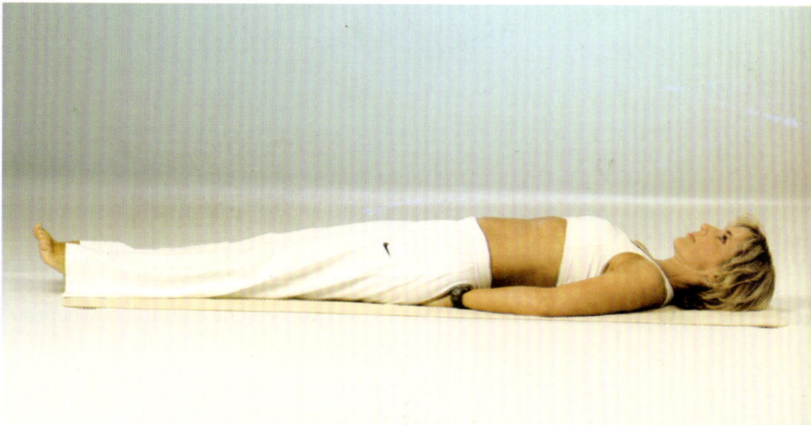

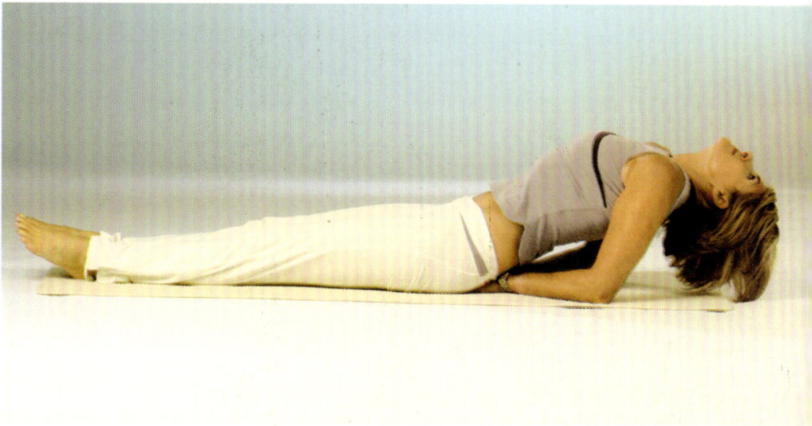

WIRKUNG:

Diese Position entlastet und entspannt die gesamte Halswirbelsäule und hilft bei Verspannungen im Nackenbereich. Durch die Weitung des Brustkorbs wird die Atmung erleichtert, was sich wohltuend bei Asthma und Atembeschwerden auswirkt. Der Fisch fördert die Durchblutung des Kopfes, stimuliert die Schilddrüse und regt den Stoffwechsel an.

WIEDERHOLUNGEN:

Lassen Sie sich viel Zeit für diese Übung und beginnen Sie mit vier bis fünf Wiederholungen. Wenn Sie sich mit der Zeit fit fühlen, können Sie bis auf zwölf Wiederholungen steigern.

EINSCHRÄNKUNGEN:

Bei gesundheitlichen Einschränkungen der Halswirbelsäule sollten Sie erst Rücksprache mit Ihrem Arzt halten.

VARIANTE:

Geübte lassen den Kopf ganz in den Nacken sinken und legen den Kopf mit dem Scheitel dann vorsichtig auf den Boden.

BOGEN

DHANURASANA

- Sie liegen flach auf der Unterlage. Die Arme sind neben dem Körper ausgestreckt. Der Kopf liegt auf dem Kinn oder der Stirn auf.
- Winkeln Sie die Beine an. Ziehen Sie die Füße so nah wie möglich an das Gesäß heran, sodass Sie mit den Fersen das Gesäß berühren können.
- Heben Sie die Hände und versuchen Sie, mit den Händen die Füße zu fassen. Wenn Sie sie fassen können, umfassen Sie die Knöchel.
- Mit einer Ausatmung heben Sie den Kopf und legen ihn in den Nacken. Mit einer weiteren Ausatmung heben Sie den Brustkorb an.
- Verharren Sie einige Sekunden in dieser Haltung und spüren Sie Ihren Körper.
- Mit einer Ausatmung heben Sie nun gleichzeitig beide Knie an und ziehen die Knöchel mit den Händen vom Gesäß nach oben.
- Schaukeln Sie vor und zurück und atmen Sie dabei normal weiter.
- Zum Auflösen der Übung legen Sie zuerst die Knie auf den Boden zurück. Dann Brustkorb und Kinn ablegen.

- Zuletzt lassen Sie die Knöchel los, legen die Hände neben dem Körper ab und die Beine wieder ausgestreckt auf den Boden.
- Entspannen Sie sich und spüren Sie, was die Übung in Ihrem Körper bewirkt hat.

BEDEUTUNG:

Diese Übung ist eine Kombination von „Kobra“ (Seite 129) und „Heuschrecke“ (Seite 139). Anfänger brauchen noch etwas Kraft, um sie auszuführen, doch das Ziel ist es, diese Haltung ohne große Mühe einzunehmen.

WIRKUNG:

Der Bogen stärkt die Wirbelsäule, dehnt Bänder und Sehnen und kräftigt die Nerven. Besonders der untere Wirbelsäulenbereich wird beweglich gehalten. Die Übung stärkt die Bandscheiben und beugt Schäden vor. Ein runder Rücken wird wieder gerade, die Haltung verbessert.

Drüsentätigkeit und Verdauung werden angeregt.

Die Muskulatur von Bauch, Armen und Beinen wird gestärkt. Fettpolster an Gesäß und Hüften verschwinden.

WIEDERHOLUNG:

Die Übung kann täglich ausgeführt werden, bis man beim Einnehmen keinerlei Schmerzen mehr empfindet.

EINSCHRÄNKUNG:

Nicht bei akuten Bandscheibenvorfällen ausführen.

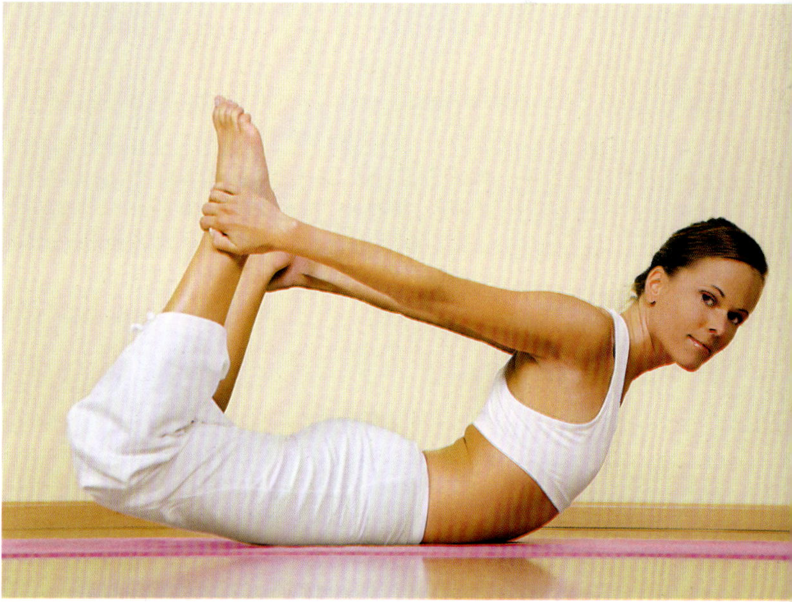

KOBRA-BOGEN

- Die Übung wird ausgeführt wie der Bogen, doch abwechselnd mit je einem Bein. Der entgegengesetzte Arm liegt dabei wie bei der „Kobra“ vor dem Körper ausgestreckt.
- Sie kann auch vor dem Bogen ausgeführt werden, um den Körper langsam an die Übung heranzuführen.

BRÜCKE

UTTANA MAYURASANA

- Sie liegen in der Rückenlage auf der Unterlage. Die Beine sind gestreckt. Die Arme liegen seitlich neben dem Körper ausgestreckt.
- Schließen Sie mit einer Einatmung die Beine von den Zehen bis zu den Oberschenkeln.
- Heben Sie beide Beine gestreckt einige Zentimeter an, halten Sie die Stellung kurz.
- Nun winkeln Sie beide Beine an und setzen sie auf den Boden.
- Heben Sie die Fersen und ziehen Sie die Füße zum Gesäß hin, so weit es geht. Dann setzen Sie die Füße auf.

- Heben Sie nun das Gesäß, den unteren Rücken und die Brustwirbelsäule, so weit es geht, vom Boden ab.
- Heben Sie nun wieder die Fersen vom Boden ab. Heben Sie auch die Arme und stützen Sie mit den Händen den unteren Rücken. Versuchen Sie dabei, die Brustwirbelsäule noch weiter vom Boden abzuheben.
- Senken Sie die Fersen.
- Halten Sie diese Stellung für mindestens 20 Sekunden.
- Zum Auflösen führen Sie die Bewegungen in umgekehrter Reihenfolge aus, damit beginnend, dass Sie die Fersen heben und langsam Brustwirbelsäule, Lendenwirbelsäule und Gesäß ablegen.
- Entspannen Sie sich. Spüren Sie in Ihren Körper hinein, ob diese Übung etwas in ihm bewirkt hat.

BEDEUTUNG:

Die Brücke ist als Gegenbewegung zur Kerze oder zum Kopfstand gut geeignet. Einige kennen sie aus der Schulzeit. Sie erfordert ein wenig Körperbeherrschung.

WIRKUNG:

Die Übung stärkt und kräftigt die Wirbelsäule und hält sie beweglich. Sie wirkt stärkend und harmonisierend auf das Zentralnervensystem. Darüber hinaus kräftigt sie die Gesäßmuskulatur und strafft das Gewebe. Außerdem kräftigt sie die Handgelenke.

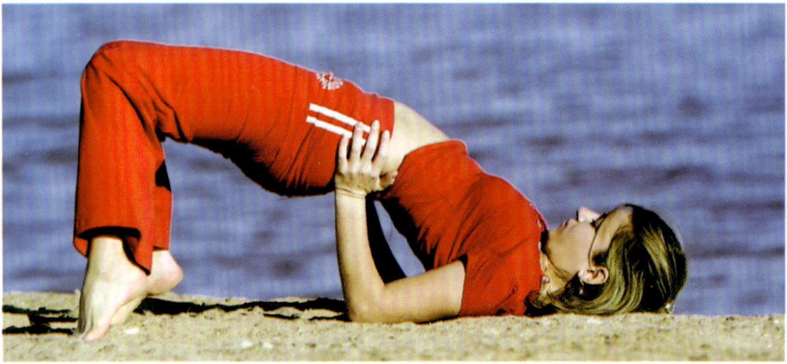

WIEDERHOLUNG:

Die Übung sollte langsam ausgeführt werden. In der statischen Phase verharrt man für einige Atemzüge.

EINSCHRÄNKUNGEN:

Menschen mit Rückenproblemen sollten ihren Arzt vor Ausführung der Übung befragen.

BRÜCKE AUS DEM SCHULTERSTAND

- Die Übung kann auch aus dem Schulterstand heraus durchgeführt werden.
- Gehen Sie in den Schulterstand (siehe Seite 155). Umfassen Sie die Taille mit den Händen und senken Sie ein Bein nach hinten über den Kopf, als ob Sie in den Pflug (Seite 167) gehen wollten. Das Bein befindet sich parallel zum Boden.

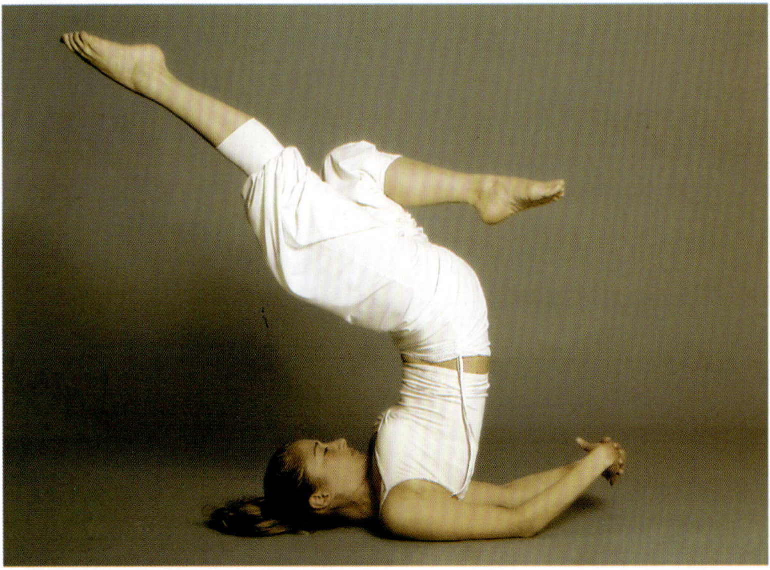

- Nun senken Sie das andere Bein in die entgegengesetzte Richtung, die Fußspitzen sind zum Boden gerichtet.
- Fühlen Sie sich so sicher, bringen Sie auch das nach hinten gebeugte Bein in die vordere Position.
- Versuchen Sie, mit beiden Füßen den Boden zu berühren. Setzen Sie die Fußsohlen ganz auf, die Knie sind dabei geschlossen.
- Halten Sie diese Stellung einige Sekunden.
- Zum Auflösen führen Sie die Übung in umgekehrter Reihenfolge aus.
- Entspannen Sie sich und spüren Sie der Übung nach.

RÜCKENLAGE

SAVASANA

- Legen Sie sich in der für Sie angenehmsten Position auf den Rücken. Wenn Sie wollen, schließen Sie die Augen. Richten Sie Ihren Körper gerade aus. Atmen Sie bewusst und legen Sie beide Hände auf den Bauch - dies hilft Ihnen, Ihre Atmung bewusst zu spüren. Die Beine sind ausgestreckt, die Fersen berühren einander, und die Füße fallen locker zur Seite. Meditieren Sie auf den Fluss Ihres Atems und wandern Sie in Gedanken durch Ihren Körper. Beginnen Sie bei den Füßen, weiter über die Beine zum Becken, zum Oberkörper und schließlich zum Kopf. Lösen Sie etwaige Verspannungen in den Muskeln durch bewusstes Ein- und Ausatmen.

Am Ende der Entspannungsphase strecken Sie die Arme über den Kopf, dehnen und strecken sich wie eine Katze beim Aufwachen und machen sich bewusst wieder wach und aktiv.

BEDEUTUNG:

Savasana bedeutet so viel wie „Totenhaltung“. Sie müssen sich aber durchaus nicht das Bild vom ewigen Schlaf vorstellen. Die Entspannung gelingt viel besser, wenn Sie die Augen schließen und sich dabei vorstellen, dass Sie irgendwo an einem wunderbaren Ort ruhen.

WIRKUNG:

Savasana soll Ihnen wahrhaft Entspannung ermöglichen und Ihnen dabei die Energie zurückbringen, die Körper, Geist und Seele im Alltagsstress verloren haben. Es bedeutet nicht, einfach auf dem Rücken zu liegen. Sie werden sehen, dass Sie einige Zeit brauchen, bis Sie absolut loslassen können. Sie werden sich anschließend erfrischt und energiegeladen fühlen.

WIEDERHOLUNGEN:

Entspannen Sie in der Rückenlage, solange Sie sich wohlfühlen. Für die meisten Menschen sind zehn Minuten ausreichend.

EINSCHRÄNKUNGEN:

Die Rückenlage ist eine der wenigen Positionen, die wirklich von jedem ohne Einschränkungen eingenommen werden können.

TIPP:

Decken Sie sich während der Entspannung zu, damit Sie nicht frieren.

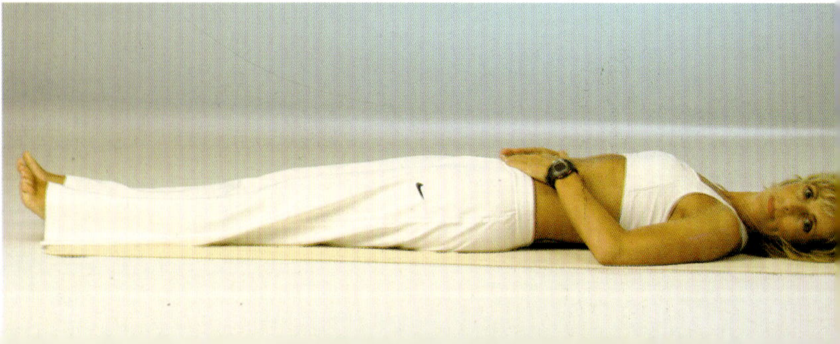

SCHMETTERLING 1

SUPTA BADDHA KONASANA

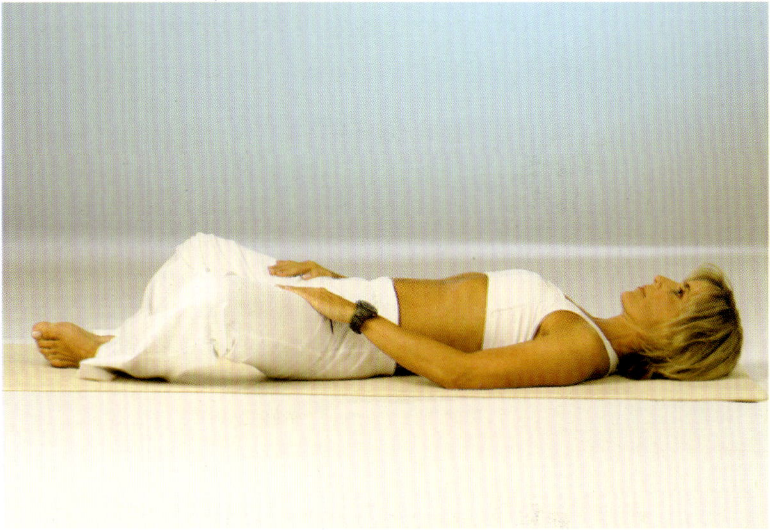

Für Einsteiger: Legen Sie sich entspannt auf den Rücken, winkeln Sie die Beine an und kippen Sie Ihre Knie nach außen. Legen Sie Ihre Hände auf die Innenseiten Ihrer Oberschenkel und atmen Sie jetzt tief in den Bauch ein und aus. Schließen Sie Ihre Augen.

SCHMETTERLING 2

SUPTA BADDHA KONASANA

Für Geübte (Bild Seite 193): Beginnen Sie den Schmetterling für Fortgeschrittene in der Rückenlage wie die Einsteiger. Umfassen Sie dann aber zusätzlich Ihre Sprunggelenke und rollen Sie sich zusammen. Lösen Sie Ihren Kopf vom Boden und bleiben Sie einige Atemzüge lang in dieser Position. Entfalten Sie sich dann wieder in einer ruhigen und fließenden Bewegung, bis Sie wieder in der Einsteigerposition liegen. Wechseln Sie anschließend einige Male zwischen der Übung für Einsteiger und der Übung für Fortgeschrittene.

BEDEUTUNG:

Diese Übung aus der Gruppe der geschlossenen Winkelhaltungen (Baddha Konasana) ist leicht nachzuvollziehen und sehr effektiv.

WIRKUNG:

Die Übung vermittelt Energie und Lebenskraft. Sie weitet das Becken und lockert die Muskulatur im Bereich der Lendenwirbelsäule. Gleichzeitig dehnt sie einen Großteil der Adduktoren (Innenseite der Oberschenkel).

WIEDERHOLUNGEN:

Einsteiger bleiben in der Rückenlage zehn bis fünfzehn ruhige Atemzüge lang. Fortgeschrittene wiederholen den Wechsel zwischen beiden Positionen acht- bis zehnmal.

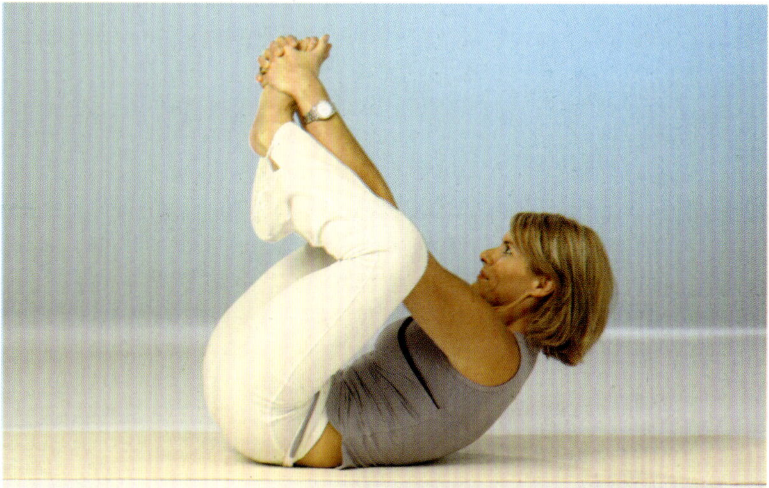

EINSCHRÄNKUNGEN:

Üben Sie besonders vorsichtig, wenn Sie Rückenbeschwerden haben. Hören Sie in sich hinein und interpretieren Sie Schmerzen (auch in den Kniegelenken) als Warnung des Körpers zur Vorbeugung von Verletzungen.

KROKODIL

NAKRASANA

- Legen Sie sich auf den Rücken und strecken Sie Ihre Arme zur Seite aus. Die Handflächen zeigen nach oben.
- Strecken Sie das rechte Bein aus und setzen Sie den linken Fuß am Boden ab. Nun schieben Sie langsam das linke Knie zur rechten Seite (über das rechte Bein) und drehen dabei den Kopf zur linken Seite. Sie empfinden jetzt diese Übung wie eine Verwindung des gesamten Rückgrats.
- Atmen Sie tief ein, halten Sie den Atem einen Moment an und drehen Sie dann beim Ausatmen den Kopf in einer ruhigen Bewegung nach rechts und Ihre Beine/Knie entsprechend nach links. Bei dieser Verwindung dreht das Becken mit, d. h. nur eine Gesäßhälfte bleibt im Kontakt mit dem Boden.

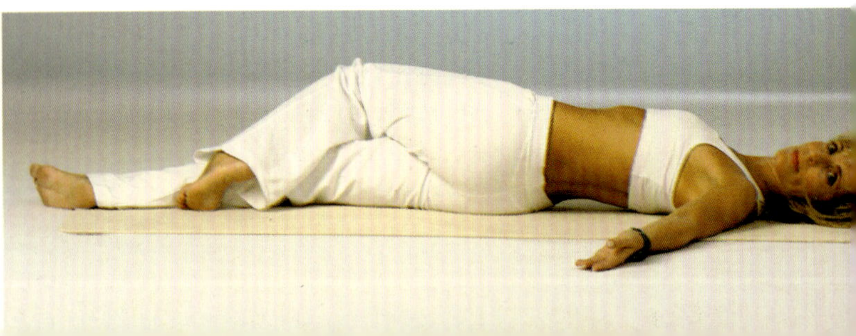

◐ Wiederholen Sie die Übung zur anderen Seite.

BEDEUTUNG:

Das Krokodil ist eine Übung mit einer besonders intensiven Wirkung auf die Wirbelsäule. Sie hat auch in der Therapie ihre Bedeutung. Sie wird von Einsteigern wie von Geübten durchaus als wohltuend empfunden.

WIRKUNG:

Das Krokodil dehnt und lockert die Muskulatur der Halswirbelsäule. Es macht den unteren Rücken beweglich und regt die Nierentätigkeit an.

WIEDERHOLUNGEN:

Wiederholen Sie den Wechsel von einer zur anderen Seite mindestens sechsmal.

EINSCHRÄNKUNGEN:

So segensreich das Krokodil zur Vorbeugung von Rückenbeschwerden ist, so behutsam sollten Menschen üben, die bereits Rückenschmerzen haben. Bandscheibengeschädigte sollten diese Übung meiden.

LOTOSSITZ (BEQUEM)
MUKTASANA

Setzen Sie sich auf den Boden (die meisten älteren Menschen und vor allem die vergleichsweise weniger beweglichen Männer können sich erfahrungsgemäß der Position nur annähern, wenn sie sich auf ein Kissen oder ein Bänkchen setzen). Richten Sie den Rücken gerade auf und lassen Sie die Schultern entspannt fallen. Winkeln Sie nun ein Bein und dann das andere an. Bringen Sie dabei beide Fersen so nah wie möglich an den Körper. Bringen Sie Ihre Mittelfinger und Daumen zusammen (Mudra) und konzentrieren Sie sich jetzt auf Entspannung und tiefes und ruhiges Ein- und Ausatmen.

BEDEUTUNG:

In allen Zeiten war die aufrechte Sitzhaltung ein wichtiges Element der Meditation im Yoga. Heute noch gibt es viele Völker, bei denen das Sitzen auf dem Boden normal und das auf einem Sitzmöbel die absolute Ausnahme ist. Die Gewöhnung von jung auf führt dazu, dass auch ältere Menschen eine solche Sitzweise durchaus nicht als unangenehm empfinden. Der Lotossitz symbolisiert die Verwurzelung und den stabilen Halt in unserer Basis.

WIRKUNG:

Der Lotossitz, auch in seiner einfachen Version, beruhigt den Geist, fördert eine gerade Haltung, verlangsamt den Stoffwechsel und korrigiert die Beckenstellung.

WIEDERHOLUNGEN:

Mit der Zeit sollten Sie die Sitzhaltung mindestens eine Viertelstunde lang einnehmen können.

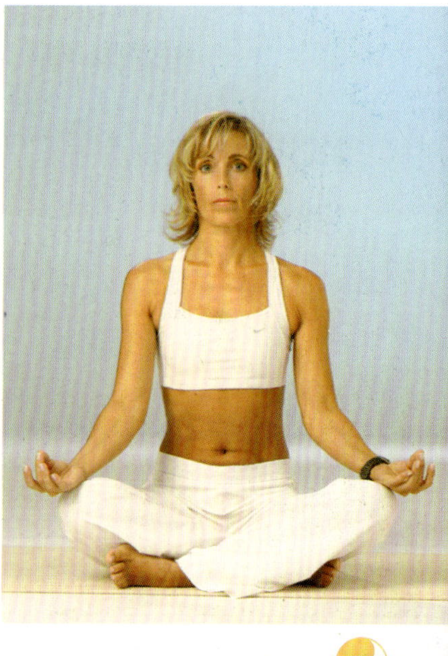

EINSCHRÄNKUNGEN:

Vor allem die Kniegelenke werden beim Lotossitz stark gebeugt. Deshalb sollten sich Menschen mit Kniebeschwerden oder auch mit starken Krampfadern sehr behutsam an die Position herantasten und die Übung sofort beenden, wenn Schmerzen auftreten.

HALBER LOTOSSITZ

ARDHA PADMASANA

- Dieser Sitz ist eine Verbindung zwischen dem angenehmen Sitz und der Fortgeschrittenenstellung. Ein Kissen oder die zusammengerollte Unterlage erleichtern das Einnehmen der Haltung.
- Sitzen Sie aufrecht und legen Sie die Beine ausgestreckt vor sich.
- Winkeln Sie beide Beine an.
- Ein Fuß liegt bequem untergeschlagen unter dem Oberschenkel des anderen Beines.
- Der zweite Fuß wird mit der Fußsohle an den Oberschenkel des anderen Beines gelegt. Die Fußspitze liegt locker in der Kniekehle.

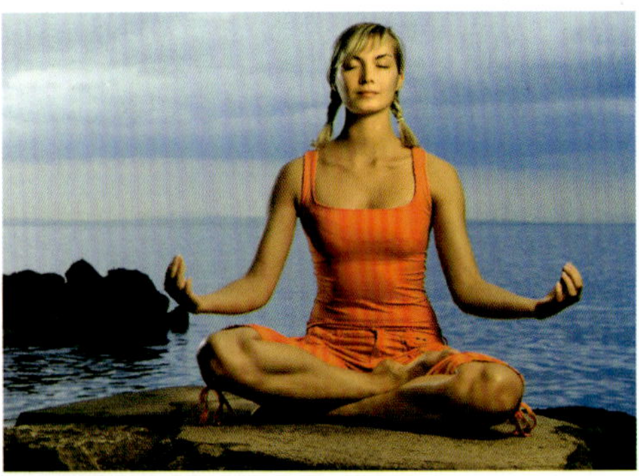

TIPP:

Der gesamte Fuß kann auch auf den Oberschenkel gelegt werden, wenn dies bequemer ist.

LOTOSSITZ

PADMASANA

Der Lotossitz ist eine Position für Fortgeschrittene. Ausgangsposition ist der aufrechte Sitz auf dem Boden. Legen Sie nun das rechte Sprunggelenk auf die Mitte Ihres linken Oberschenkels. Danach legen Sie den Knöchel Ihres linken Beines auf die Mitte des rechten Unterschenkels. Tasten Sie sich behutsam an die Position heran. Die Bänder Ihrer Knie und vor allem die der Außenseite der Sprunggelenke müssen sich dieser Position erst langsam anpassen. Führen Sie die Finger beider Hände in der Mudra-Haltung (Daumen berührt Mittelfinger) zusammen und legen Sie die Hände auf den Knien ab. Atmen Sie langsam mit geschlossenen Augen tief ein und aus.

BEDEUTUNG:

Der Lotossitz ist die vollkommene Haltung für Meditation. Die allermeisten Menschen werden sehr lange brauchen, bis sie ihn perfekt beherrschen. Ein stabiler Sitz aber ist die Voraussetzung dafür, dass Sie sich wirklich in sich selbst versenken können. Viele Atemübungen im Yoga sollten von Fortgeschrittenen in dieser Position ausgeführt werden.

WIRKUNG:

Das Beherrschen des disziplinierten regungslosen aufrechten Sitzens ist Voraussetzung für tiefe Meditation und soll Ihnen erleichtern, sich in sich selbst zu versenken. Sie erschließen sich mit der Zeit Ihre ureigenen Kraftquellen und finden Ihre eigene Mitte.

WIEDERHOLUNGEN:

Blicken Sie nicht auf die Uhr, sondern sitzen Sie aufrecht, solange Sie sich in der Position wohlfühlen. Hören Sie in sich hinein: Ihr Körper signalisiert Ihnen, wenn es Zeit zum Aufhören ist. Wie beim einfachen Sitz sollten Sie aber versuchen, mit der Zeit bis zu einer Viertelstunde durchzuhalten.

EINSCHRÄNKUNGEN:

Bei Knieschädigungen wie einer fortgeschrittenen Arthrose oder Meniskusverletzungen sollte eine solch starke Beugung der Gelenke vermieden werden. Das trifft auch bei schweren Durchblutungsstörungen zu.

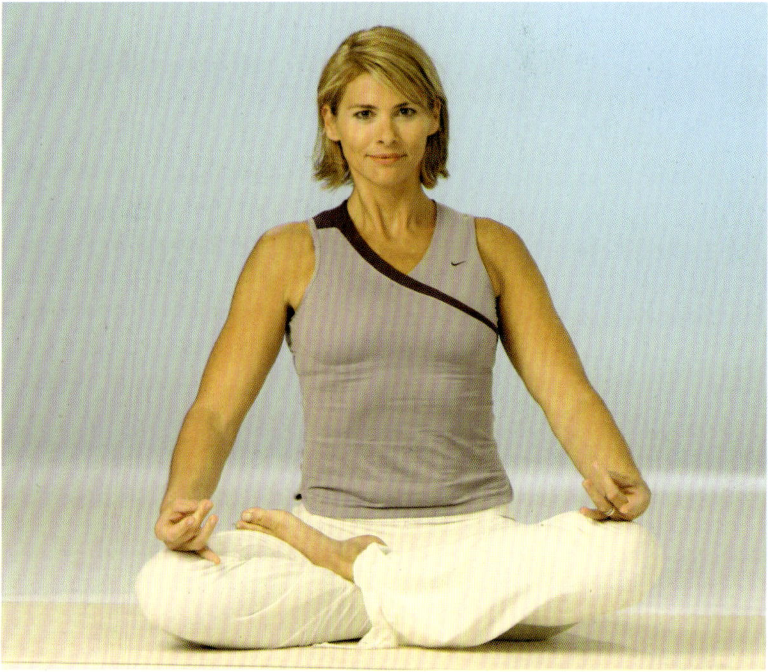

SPAGAT

HANUMANASANA

- Hocken Sie sich auf Ihre Unterlage.
- Setzen Sie die Hände schulterbreit vor sich auf dem Boden auf. Die Zehenspitzen befinden sich zwischen den Händen. Die Fingerspitzen zeigen nach vorn.
- Strecken Sie das rechte Bein so weit wie möglich nach vorn.
- Beugen Sie sich leicht nach vorn, bis Sie das Gewicht auf die Hände verlagert haben. Dann strecken Sie das linke Bein nach hinten.
- Das rechte Bein strecken Sie nun so weit nach vorn, bis beide Beine eine Linie bilden.
- Lassen Sie das Gewicht von den Armen langsam nach unten sinken und nähern Sie dabei den Schritt dem Boden an. Stützen Sie die Hände neben den Beinen auf oder gehen Sie in die Sammlungshaltung.

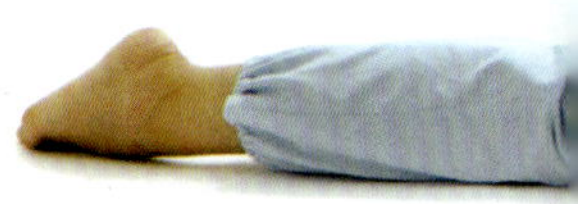

- Lösen Sie die Haltung in entgegengesetzter Reihenfolge auf, bis Sie zurück in der Hocke sind.
- Als Variation können Sie versuchen, während des Spagats die Hände über dem Kopf auszustrecken.

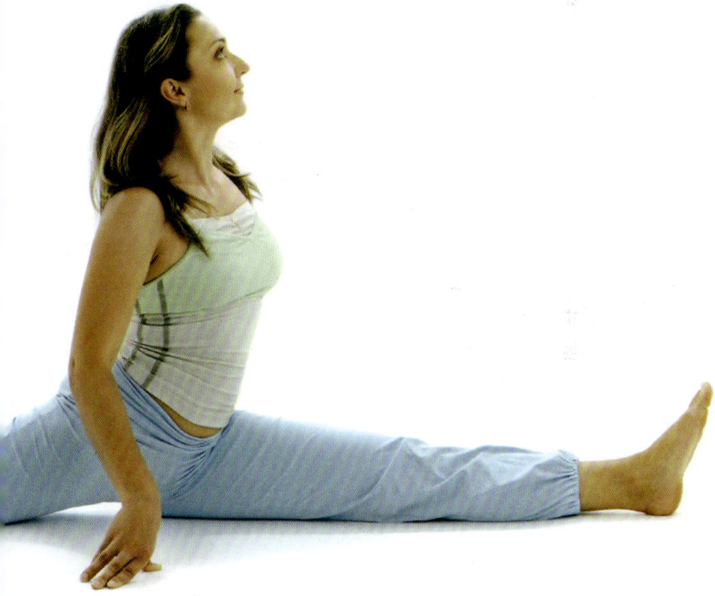

BEDEUTUNG:

Den Spagat kennen wir aus dem Schulunterricht und dem Ballett. Er soll die Körperhaltung verbessern. Bis man diese Übung jedoch perfekt beherrscht, braucht es einige Ausdauer.

WIEDERHOLUNG:

Zur Übung führen Sie die Haltung mehrmals aus. Zu Anfang können Sie den Spagat aus dem Ausfallschritt heraus versuchen. Wenn er Ihnen gar nicht gelingt, ist das auch nicht schlimm.

WIRKUNG:

Die Übung stärkt vor allem die Beinmuskeln und Hüftgelenke. Sie hilft bei Ischiasbeschwerden (hier jedoch vorher den Arzt befragen) und verbessert die Beweglichkeit des gesamten Körpers.

EINSCHRÄNKUNGEN:

Diese Übung ist schwierig. Überfordern Sie sich nicht, ungeübte Bänder können überdehnt werden. Bei Rückenbeschwerden unbedingt vorher den Arzt befragen.

KNIEPRESSE

PAVANAMUKTASANA

- Sie liegen gestreckt und in der Rückenlage auf der Unterlage. Hals und Nacken sind an den Boden angeschmiegt.
- Legen Sie die Arme eng an den Körper, die Handflächen zeigen nach unten, und schließen Sie mit einer Einatmung die Beine von den Zehen bis zu den Oberschenkeln.
- Heben Sie das rechte Bein gestreckt einige Zentimeter in die Höhe und verharren Sie kurz in dieser Haltung.
- Winkeln Sie das rechte Bein an und setzen Sie die Zehen auf den Boden auf.
- Schieben Sie die Zehen in Richtung des Gesäßes, bis es nicht mehr weitergeht.
- Heben Sie die Zehen vom Boden ab und führen Sie das Bein in Richtung Kopf.
- Strecken Sie ausatmend die Arme in Richtung Decke bis in Höhe des angewinkelten Beines. Drehen Sie die Handflächen, sodass sie sich anschauen, umfassen Sie das Knie und ziehen Sie es einatmend in Richtung Brust.
- Heben Sie mit einer Ausatmung den Kopf und führen Sie die Stirn in Richtung des Knies.

- Halten Sie diese Stellung mindestens zehn Sekunden lang. Versuchen Sie bei jeder Ausatmung, die Stirn noch etwas mehr an das Knie anzunähern.
- Lösen Sie die Haltung in umgekehrter Reihenfolge auf und entspannen Sie sich.
- Führen Sie die Übung mit dem linken Bein durch.
- Als Variation heben Sie während der Übung das nicht angewinkelte Bein gestreckt etwas vom Boden ab. So können Sie sich aus der Rückenlage auch aufrichten.

BEDEUTUNG:

Diese Übung wird auch als Antimeteorismushaltung bezeichnet, denn sie eignet sich als Soforthilfe zum Beispiel bei Verdauungsbeschwerden. Sie ist außerdem auch eine gute Gegenhaltung zu Kobra und Heuschrecke.

WIEDERHOLUNG:

Wiederholen Sie die Übung mit dem rechten und dem linken Bein abwechselnd durch. Nach Belieben bis zu dreimal hintereinander.

WIRKUNG:

Die Übung wirkt verstärkt auf die Beckenorgane. Sie hilft bei Verdauungsbeschwerden wie Blähungen und der vermehrten Bildung von Verdauungsgasen. Außerdem verbessert sie die Verdauungstätigkeit und Blasenfunktion insgesamt. Sie hilft bei Rückenschmerzen, stärkt die Lendenwirbelsäule, kräftigt Nacken- und Bauchmuskulatur und löst Verspannungen im Nacken- und Schulterbereich.

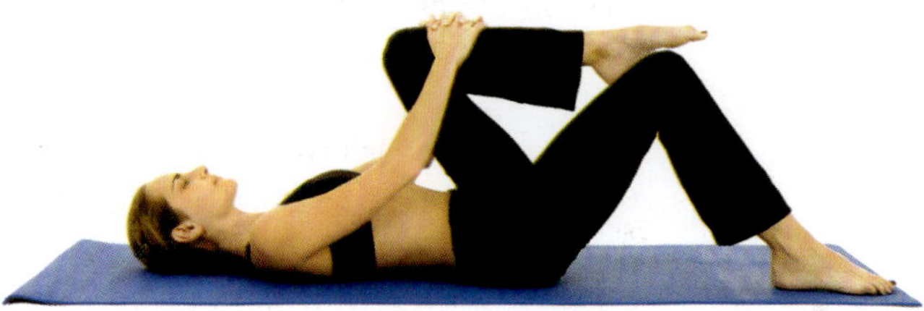

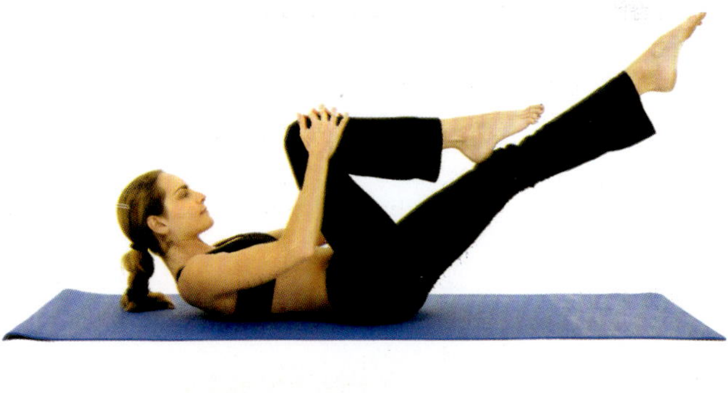